从零开始学
小儿推拿

叶涛 等◎编著

中华人民共和国执业医师证书编码：141330800000221

Congling kaishi xue
xiaoer tuina

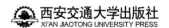 西安交通大学出版社
XI'AN JIAOTONG UNIVERSITY PRESS

图书在版编目（CIP）数据

从零开始学小儿推拿 / 叶涛等编著. —西安 ： 西安交通大学出版社，2017.1

ISBN 978-7-5605-9366-1

Ⅰ.①从… Ⅱ.①叶… Ⅲ.①小儿疾病—推拿 Ⅳ.①R244.15

中国版本图书馆CIP数据核字（2017）第011963号

书　　名	从零开始学小儿推拿
编　　著	叶　涛　王强虎　秦金霞　张雪冲
责任编辑	张沛烨　王　磊
出版发行	西安交通大学出版社
	（西安市兴庆南路10号　邮政编码710049）
网　　址	http://www.xjtupress.com
电　　话	（029）82668805　82668502（医学分社）
	（029）82668315　（总编办）
传　　真	（029）82668280
印　　刷	北京欣睿虹彩印刷有限公司

开　　本　880mm×1280mm　1/32　印张　7.625　字数　157千字
版次印次　2017年8月第1版　　2017年8月第1次印刷
书　　号　ISBN 978-7-5605-9366-1
定　　价　39.80元

读者购书、书店添货、如发现印装质量问题，请通过以下方式联系、调换。
订购热线：（029）82665248　82665249
投稿热线：（029）82668502
读者信箱：medpress@126.com

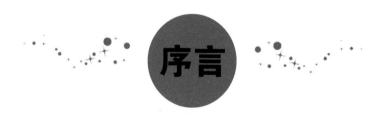

序言

天天给孩子推拿能带给孩子健康

所有父母都希望自己的孩子健康、快乐地成长，尤其在孩子生病的时候，很多父母在孩子刚刚有点不适症状时，立即送孩子去医院吃药、打针，生怕病情加重，或是在孩子稍微有点营养不良时，就不停地换各种营养品给孩子进补，貌似是在给孩子最好的关爱，其实却让孩子沦为药品的试验对象。

其实，父母拥有正确的保健理念才是给孩子最好的礼物。在孩子生病之前改善孩子体质，预防疾病的发生，在孩子生病之后，尽可能减少药物的使用，是所有父母的期待。经络穴位按摩就是这样一种简单易学、疗效显著的养护手法。父母可以通过自己的双手，以直接治疗或辅助治疗的形式，为孩子消除多种病症的隐患，减轻病痛的烦恼。

《黄帝内经》中曾这样记载经络穴位疗法的效验："若风之吹云，桴鼓相应，如影随形"，意思就是说经穴疗法的效果像风一吹云即开，像鼓一敲就会响，像身体一动影子就会跟随一样。穴位本身就是体内气血流畅的枢纽，选择恰当的穴位疏通经络的效果最好，往往能起到四两拨千斤的作用。例如，中府穴具有调理肺腑的功效，当孩子感觉到胸闷气短、心情烦躁、闷闷不乐时，父母可以为他们推拿中府穴，以减轻这些症状；扶突穴具有止咳平喘的功效，当孩子咳嗽哮喘时，父母可以为他们推拿扶突穴来减轻症状。

孩子们在上学以后，常常整天坐在椅子上，容易感觉到肩膀疼痛、酸胀，有时甚至胳膊疼得没办法上抬，如果父母能经常帮他们按一按肩髎穴，就可以有效缓解这种症状，提高孩子的学习能力。

因此，中医经络穴位推拿具有操作简便、保健与治疗并举的优点，非常适合防病治病，是孩子最好的家庭保健方法。

推拿孩子的不同经络穴位，可以达到不同的保健与治疗效果。

1. 推六腑，可以退热

发高烧是多种疾病的常见症状，有时候让人束手无策。其实，推六腑就能让孩子退烧，跟打针吃药相比也毫不逊色，重要的是它更方便和省时省力。

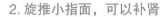

2. 旋推小指面，可以补肾

旋推小指面具有补肾的效果，可以增强孩子的体质，提高免疫力。

3. 旋推大拇指面，可以补脾益气

如果孩子体弱多病，或者大病初愈，旋推大拇指可以起到补脾益气、增强体质的效果。

4. 推食指补大肠经，可以治疗腹泻

很多小孩都喜欢吃凉的东西，比如冰激凌、冰镇饮料等，还经常暴饮暴食、食无定时，因此容易损伤脾胃，造成腹泻，长此以往会罹患肠胃病。这时候父母可以通过帮孩子补大肠经来治疗，每天从孩子食指尖推到虎口数次，就可以手到病除。

5. 推三关，可以治疗受凉感冒

受凉感冒可分为风寒感冒和风热感冒，是孩子经常发生的一种疾病，给孩子和家长带来不少麻烦。如果孩子受凉了，不妨及时给孩子推三关，可达到一定的治疗作用。

经络穴位推拿既方便又有实效，而且不像药物那样有诸多副作用。只需要父母每天抽出十来分钟，就可以让孩子少生病、少吃药，健康、快乐地成长。

3

目录
Contnets

第一章 为孩子的健康而学习
——你一定要知道的小儿推拿知识

2

第二章 做孩子的专业推拿师
——了解小儿推拿的基本手法

3

第三章 求药不如用双手
——小儿推拿常见穴位使用手法

第四章 这样做孩子就能少生病
——小儿推拿日常保健操

4

第五章 咳咳咳！别让咳嗽伤了肺
——小儿推拿轻松治疗宝宝呼吸道疾病

第六章　孩子见着饭没兴趣怎么办
——消化系统疾病，小儿推拿疗效好

第七章 突然起了一身疹子，好吓人
——小儿其他常见疾病的推拿

第一章

为孩子的健康而学习
——你一定要知道的小儿推拿知识

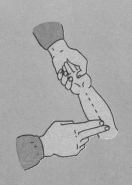

每一位家长都希望自己的孩子生得壮实、长得健康，可有时候却事与愿违，父母们常常为孩子的各种小毛病发愁。其实，只要父母耐心学习，掌握几个常见的穴位，学会对症推拿，就可以轻松达到给孩子防病治病的目的。

认识孩子身上的经络网

　　经络由经脉和络脉组成，经就是干线，络就是旁支。人体有12条主干线，也叫做"十二正经"，还有奇经八脉和无数条络脉。

　　经脉

　　经脉是经络的主体，分为正经和奇经八脉两类。正经有12条，奇经八脉有8条。

　　1. 十二经脉

　　正经有12条，即手足三阴经和手足三阳经，是经络系统的主体，即手太阴肺经、手厥阴心包经、手少阴心经、手阳明大肠经、手少阳三焦经、手太阳小肠经、足太阴脾经、足厥阴肝经、足少阴肾经、足阳明胃经、足少阳胆经、足太阳膀胱经。

　　2. 奇经八脉

　　奇经八脉是任脉、督脉、冲脉、带脉、阴跷脉、阳跷脉、阴维脉、阳维脉的总称。它们既不直属脏腑，又无表里关系，别道奇行，故称奇经。

　　3. 十二经别

　　从十二经脉别出的经脉，主要是加强十二经脉与脏腑之间的联系。

络脉

络脉是经脉分支，有别络、浮络和孙络之分，负责输布人体气血。

1.十五络脉

十二经脉和任、督二脉各自别出一络，加上脾之大络，共计15条，称为十五络脉，分别以十五络所发出的腧穴命名，具有沟通表里经脉之间的联系，统率浮络、孙络，灌渗气血以濡养全身的作用。

2.孙络

从别络分出最细小的分支，其作用同浮络一样，输布气血以濡养全身。

3.浮络

在全身络脉中，浮行于浅表部位的称为"浮络"，它分布在皮肤表面。浮络主要作用是输布气血以濡养全身。

经络运行时间及循环路线

时辰	经络	循行路线
子时 （23点—1点）	胆经	起于瞳子髎，向上到达额角部，向下到完骨，外折向上行，经额部到阳白，返向风池，再沿颈部侧面到少阳三焦经之前，到肩上退后，交出于三焦经之后，行入缺盆
丑时 （1点—3点）	肝经	起于大敦，沿足背内侧向上，经中封，上行小腿内侧，到内踝上八寸处交出于脾经的后面，到曲泉沿大腿内侧中线，绕过生殖器到小腹，夹胃两旁，向上通过横膈，分布在胁肋部，沿喉咙向上到达鼻咽部，连接目系，向上经前额到达巅顶与督脉交会

时辰	经络	循行路线
寅时 （3点—5点）	肺经	起于中脘部，向下到水分附近络于大肠，又返向上穿过横膈，直属于肺，向上到气管、喉咙，沿锁骨横行到中府、云门二，沿着上肢内侧前缘向下，到肘中，沿前臂内侧桡骨边缘进入寸口，经大鱼际部到达少商
卯时 （5点—7点）	大肠经	起于商阳，沿食指桡侧向上，经合谷到达两筋之间，沿上肢外侧前缘，向上到肩前，经肩盂过肩后，到项后督脉的大椎，联络肺脏，向下通过横膈，入属大肠
辰时 （7点—9点）	胃经	起于迎香，向上到鼻根部，与足太阳膀胱经相交，向下沿承泣、四白进入上齿龈内，再绕过口角左右相交于承浆，向后沿下颌出大迎，沿颊车上行耳前，经颧弓上行，沿前发际到达会神庭
巳时 （9点—11点）	脾经	起于隐白，沿足内侧赤白肉际向上，经商丘到小腿内侧，沿胫骨后缘上行，到漏谷走出足厥阴肝经前面，经膝股内侧前缘到冲门，进入腹部，向上通过横膈，夹食管旁，连于舌根，散于舌下
午时 （11点—13点）	心经	起于心中，经心脏与其他脏器相联系的脉络，向下通过横膈至任脉的下脘附近，接于小肠经
未时 （13点—15点）	小肠经	起于少泽，沿手掌尺侧向上过阳谷，沿前臂外侧后缘向上，经尺骨鹰嘴与肱骨内上髁之间，沿上臂外侧后缘，出于肩贞，在肩中俞绕行之后，交会于大椎，继而向前经足阳明经的缺盆，进入胸部深层，向下到达任脉的膻中，沿食管通过横膈，到达胃部与小肠
申时 （15点—17点）	膀胱经	起于睛明，上过额部，直到巅顶交会于百会

时辰	经络	循行路线
酉时 （17点—19点）	肾经	起于足小趾端，斜向涌泉，出于然骨，沿太溪进入足跟，再沿小腿内侧后缘上行，出窝内侧，直到大腿内侧后缘，通过脊柱，属于肾，络于膀胱
戌时 （19点—21点）	心包经	起于胸中，出属心包络，向下通过横膈，依次络于上、中、下三焦
亥时 （21点—23点）	三焦经	起于关冲，沿无名指尺侧缘到达手背，出于前臂伸侧两骨之间，穿过肘部，沿上臂外侧，上行到达肩部，进入缺盆，散布于胸腔之中部，散落于心包，从胸到腹属于上、中、下三焦本腑

注意事项

　　21点—5点，三焦经、胆经、肝经、肺经先后当令：21点—23点三焦经运行，三焦是全身精、气、血、津、液运行的通道，此时不休息，身体各项机能会出现问题；胆经在23点—1点要新陈代谢，若不入睡，影响了胆经的气血，容易得胆结石、胆囊炎等；肝经在1点—3点运行，肝藏血，若不入睡，影响了肝经运行，人容易变得烦躁；3点—5点肺经运行，肺朝百脉，主气，此阶段休息若被影响，人会很困倦、乏力。11点—13点心经运行，心主神志，此时缺乏休息，则心火过旺，会影响夜间的睡眠及下午的精神。

了解孩子的五脏虚实补泻之道

五脏即心、肝、脾、肺、肾，它们的具体功能在孩子身上体现得特别明显。了解了孩子的五脏补泻之道，我们就可以利用推拿达到较好的保健效果。

心

心是五脏之首，如果孩子经常一惊一乍，心神不安，身体瘦弱，坐着不动就经常出虚汗，这属于心虚；如果孩子常无缘无故地流泪，并有原因不明的红肿现象，则属于心热。上述症状可以通过推心经得到缓解。

肺

人体的肺主要负责声音和皮毛。孩子说话没底气，皮肤缺少光泽，都是肺虚的表现。另外，孩子感冒后突然发不出声音或嗓音忽然变得嘶哑，表示肺气郁闭。此外，孩子整天无故发痒，则表示肺燥。有些家长对孩子的照顾疏忽，往往导致六淫，即风、寒、湿、燥、火、暑，会侵袭孩子的肺，给孩子的健康带来困扰。这时，父母可以给孩子推肺经，相应症状就会得到缓解。

脾

五脏之中，脾和肺是最脆弱的，最容易受伤。其中，脾脏负责身体营养与能量。如果妈妈过度溺爱孩子，把好吃的东西过多

8

地强塞给孩子，孩子就容易伤脾。还有些小孩子总是皱着眉头似乎在想事情，这往往也是因为孩子的心脾出现了问题，情绪与思维受到影响。如果孩子气虚，常动不动就出汗，身体比较瘦弱，就可以给孩子推脾经。

肝

肝脏负责全身的血气，肝虚的孩子一般表现出来的症状是眼睛酸痛和抽筋。这时，父母可以给孩子推肝经。

肾

肾主骨、齿、耳等部位或器官，如果孩子的这些地方产生病痛，父母可以采用推肾经的方法帮助孩子缓解病痛困扰。

一般来说，实证用泻法，虚证用补法。有了这个总的原则，具体操作起来，就知道如何补泻了。

望、闻、问、切：推拿前先观察孩子

望、闻、问、切是中医辨病、辨证的方法，对这四诊收集来的资料加以综合分析和判断，作出正确的辨证，才能拟定正确的小儿推拿处方。

望诊

望是中医四诊里最基础也是最主要的一步，是从表象入手，来判断有病之人的内在状况和变化，并为疾病的分析和论证提供参考，即"以表知里"。

1. 观察孩子的面相

虽然五脏在体内不可望见，但是五官作为人体经络的代言人，就可以像镜子一样把藏在深处的五脏的状态一一显示出来。

望诊表现及结论

望诊	表现	结论
脸	面色红紫	心热
	面色淡白	身体虚弱
鼻子	鼻子红燥	表示脾热
	鼻子发黄	表示脾虚弱
牙床	牙床红肿	表示脾胃有热
	牙床破烂	表示脾胃火盛
唇	红紫	表示有热
	淡白	脾胃虚
	漆黑	脾胃虚极了

续表

望诊	表现	结论
鼻孔	干燥	表示有肺热
	流清涕	表示肺有寒气

2. 观孩子五指

络脉是由经脉分出来的，分布在皮下浅层的支脉。对于3岁以下的孩子，由于其皮薄肤嫩，特别适合用望食指络脉的方式来诊断身体状况。

所谓食指络脉，就是指虎口至食指侧的浅表静脉，是寸口脉的分支，与寸口脉同属肺经，其形色变化可以反映寸口脉的变化，所以，望孩子的食指络脉与把脉的意义相同，可以直接诊察身体内的病变。

食指络脉表现及结论

食指络脉	表现	结论
静脉浮沉	浮显	多属感冒
	沉隐	病躲在身体内很深的地方，很难出来
静脉颜色	鲜红	外感感冒
	紫红色	里热证
	青色	经常有疼痛或者惊风
	紫黑色	血络郁闭
	颜色很淡	脾虚、气血不足

闻诊

闻诊包括听孩子的说话声、咳嗽声及啼哭声等方面，即运用听觉、嗅觉来辅助诊断的一种方法。

闻诊 表现及结论

闻诊	表现	结论
说话声	声音清晰响亮	正常
	声音低弱	气虚
	声音嘶哑	声带和咽喉可能有疾病
	高声尖叫	剧痛所致
	呻吟不止	身体不适
咳嗽声	声音畅利，痰容易咳出	正常
	咳声低而粗，痰呈黄色且粘稠	外感风热
	咳嗽的时候伴随流涕	外感风寒
	仅干咳而无痰	咽炎或肺燥所致
	咳声嘶哑	孩子也许得了喉炎
啼哭声	哭声洪亮	一般来说孩子是健康的
	哭声绵长无力	往往是饥饿所致
	哭声嘶哑，呼吸不畅	一般是因咽喉水肿
	哭声尖锐，时缓时急	也许是被腹痛困扰

问诊

问诊是指通过询问，采集资料。与成人不同，在小儿四诊中，因为年龄较小的婴幼儿不会言语，较大的儿童也不能正确说明自己的病情，因此需要结合其他三诊来辨证，可通过询问家长了解孩子疼痛、寒热、头晕等病状。

问诊 内容

问诊	理由
年龄	询问孩子的年龄对治疗有很大的帮助，因为许多疾病与年龄有关。一般来说，初生儿常患有胎黄、脐疮等病；夜啼、鹅口疮等病又常发生在乳婴儿之中；麻疹常发生于6个月后的乳婴儿

12

问诊	理由
饮食	孩子是否能按时吃饭，以及平日的饮食习惯也可以判断孩子是否受病症困扰。如果孩子不思饮食，多为脾胃薄弱；如果吃得比较多但大便多不消化，且孩子形体瘦弱，那么多为疳证
寒热	寒热可通过体温计或接触孩子的手足、额头等部位来判断

切诊

切诊主要是指摸脉象。孩子的脉象主要有以下六种，即浮、沉、迟、数、有力、无力，浮沉辨别疾病的表里位置，迟数辨别疾病的寒、热属性，有力、无力辨别疾病的虚实，同时还应注意紧、弦、结、代、细、缓、滑等脉象。

紧为实证为寒，弦为肝旺为痛为惊，结为心气不足，代为脏气损，细为阴虚，缓为人心力弱，滑为湿为痰阻，依据这些脉象可以判断孩子是否健康。除了脉诊，中医有时候也通过触诊判断孩子的身体是否有疾病。触诊主要包括触摸和按压孩子的皮肤、四肢、胸腹等部位，通过这些部位的反应，可以得知孩子体内的状况。

不同体质孩子有不同的推拿方法

　　中医向来讲究辨证施治，治病要根据每个人的不同情况来进行。其实，给孩子进行经络保健推拿也一样，要根据孩子不同的体质采用不同的推拿方法，这样才能达到祛病强身的效果。

寒型

　　具有寒型体质的孩子面色苍白，身体和手脚常常是冰凉的。他们不爱活动，没有食欲，吃生冷食物容易腹泻，大便稀溏。如果孩子有以上特点，那么父母在平时可以经常给孩子推拿捏脊每天 5 次，按揉内劳宫 100 次。

热型

　　具有热型体质的孩子通常身体壮实，面赤唇红。他们贪吃，喜欢凉的东西，口渴时常爱喝凉水，便秘，且性情烦躁、易怒。另外，这类孩子容易患咽喉炎，外感后易高热。如果孩子有以上特点，父母可以常给孩子推天河水，天河水在孩子前臂内侧的正中线，从腕到肘呈一直线。父母可用食指与中指指腹推天河水，每次推 200 次。

虚型

　　虚型体质的孩子容易患贫血和呼吸道感染等症，患儿往往面部发黄，常常感到疲乏劳累，饭量小，不爱活动，汗出得也多，大便稀溏。如果孩子有以上特点，应该以虚型特殊的方法给孩子做推拿，具体为：旋推大拇指面、小指面，按揉足三里，搓涌泉等，以补其五脏。

湿型

具有湿型体质的孩子平常特别喜欢吃肥肉、油炸食品等肥甘厚腻的食物，因此，这类孩子的体形多数比较肥胖，行动迟缓，大便稀溏。如果家中有这样的孩子，父母可以采用针对湿型体质的推拿方法，具体为：每天捏脊5次，推板门200次。

健康型

健康型孩子身体强壮，面色红润，精神充沛，不挑食，大小便也正常。对健康型孩子，采用一般保健推拿手法为孩子推拿全身即可。

寒、热、虚、湿、健康是中医给孩子划分的五种体质，我们只有了解自己孩子的体质特点，才能针对不同的体质给孩子进行经络穴位推拿。

不同体质的按摩手法及饮食

类型	表现	按摩手法	搭配饮食
寒型	面色苍白，身体和手脚常常是冰凉的，不爱活动，没有食欲，吃生冷食物容易腹泻，大便稀溏	捏脊5次，按揉内劳宫100次	温养胃脾，多吃辛甘温等的食物，例如羊肉、牛肉、鸡肉、核桃等，忌食寒凉等食物，例如冰冻饮料等
热型	通常身体壮实，面赤唇红，贪吃，喜欢凉的东西，口渴时常爱喝凉水，便秘，且性情烦躁、易怒。另外，这类孩子容易患咽喉炎，外感后易高热	推天河水（天河水在孩子前臂内侧的正中线，从腕到肘呈一直线。）父母可用食指与中指指腹推天河水，每次推200次	饮食以清热为主，多吃些甘淡寒凉的食物，如苦瓜、西瓜等

类型	表现	按摩手法	搭配饮食
虚型	容易患贫血和呼吸道感染等病症，同时，患儿往往面部发黄，常常感到疲乏劳累，饭量小，不爱活动，汗出得也多，大便稀溏	旋推脾经、肾经，按揉足三里，搓涌泉等	气血双补，多吃牛肉、羊肉、鸡肉、海参、虾蟹、桂圆、核桃、木耳等，忌食生冷苦寒的食物，如绿豆、苦瓜等
湿型	具有湿型体质的孩子平常特别喜欢吃肥肉、油炸食品等肥甘厚腻的食物，这类孩子的体形多数比较肥胖，行动迟缓，大便稀溏	每天捏脊5次，推板门200次	多吃扁豆、海带、白萝卜、鲫鱼、冬瓜、橙子等有健脾祛湿化痰功效的食物
健康型	身体强壮，面色红润，精神充沛，不挑食，吃饭香，大小便也正常	可采用保健按摩手法为孩子按摩全身	重视平补阴阳，为孩子提供广泛食谱，让孩子体内营养均衡，这样才能让他们继续健康成长

16

给孩子推拿的保健原理

大量临床实践和基础研究发现，推拿疗法主要通过"穴位—经络—脏腑"或"经筋—关节"途径产生作用，其保健原理主要有以下几点。

疏通经络

经络遍布全身，是人体气、血、津液运行的主要通道。它内属脏腑，外络于肢节、孔窍、皮毛、筋肉、骨骼，通达表里，贯穿上下，像网络一样将人体各部分联系成一个有机的整体。经络具有"行气血而营阴阳，濡筋骨，利关节"之功能，使人体各部能够保持正常的功能活动，当其正常生理功能发生障碍时，外使皮、肉、筋、脉、骨失养不用，内在五脏不荣、六腑不运，此时如运用推拿手法可疏通经络，调节机体病理状态，使百脉畅通、五脏安和，达到治疗目的。

调整脏腑

脏腑是化生气血，通调经络，主持人体生命活动的主要器官。脏腑功能失调后，所产生的病变，通过经络传导反应在外，如有精神不振、情志异常、食欲改变、二便失调、汗出异常、寒热、疼痛以及肌强直等异常表现，即所谓"有诸内，必形诸外"。推拿是通过手法刺激相应的体表穴位、痛点，并通过经络的连属与传导作用，对内脏功能进行调节，达到治疗疾病的目的，如按揉脾俞穴、胃俞穴可调理脾胃，缓解胃肠痉挛，止腹痛。

行气活血

气血是构成人体和维持人体生命活动的基本物质，是脏腑、经络、组织器官进行生理活动的基础。气血周流全身运行不息，促进人体的生长发育和新陈代谢。气血调和能使阳气温煦，阴精滋养；气血失和则皮肉筋骨、五脏六腑均失去濡养，以致脏腑组织等人体正常的功能活动发生异常，而产生一系列的病理变化。推拿促进气血运行的作用，主要是通过手法在体表经穴、部位的直接刺激，而使局部的毛细血管扩张，肌肉血管的痉挛缓解或消除，经脉通畅，血液循环加快，瘀血消除等来实现的。

理筋整复

关节的活动可以由于患者的直接或间接或长期劳损等，诸多内外因素而产生一系列的病理变化，包括局部扭挫伤、纤维破裂、肌腱撕脱、关节脱位等病症。运用适当的推拿手法有助于松解粘连，滑利关节，纠正筋结出槽，关节错缝，恢复人体正常的生理功能。

温经散寒止痛

人体一切疾病的发生发展既与经络、气血、脏腑的功能失常有关，也有外邪之因。推拿可治疗寒邪入侵以致经络不通、气血被阻而产生的病症。

推拿前要了解宜忌症状

中医认为，推拿疗法并非万能的，其可以治疗一定的病症，但也有一些病症或患者是不适用此疗法的。下面，就来具体介绍推拿疗法的适应证和禁忌证。

适应证

1. 内科疾病，比如感冒、胃脘痛、胃下垂、胆绞痛、呃逆、便秘、腹泻、肺气肿、哮喘、高血压、冠心病、眩晕、昏厥、阳痿、面瘫、失眠、神经性偏头痛、自主神经功能紊乱、臂丛神经损伤、坐骨神经痛、中风后遗症等。

2. 伤科疾病，比如颈椎病、落枕、颈肩综合征、肩关节周围炎、急性腰扭伤、慢性腰肌劳损、第 3 腰椎横突综合征。各种常见关节脱位如下颌关节脱位等，四肢关节扭伤如肩关节扭挫伤等。以及退行性脊柱炎、类风湿性关节炎、指部腱鞘炎等。

3. 五官科疾病，比如近视、视神经萎缩、慢性鼻炎、慢性咽炎、急性扁桃体炎、耳鸣、耳聋等。

4. 妇产科疾病，比如急性乳腺炎、月经不调、痛经、闭经、带下病、产后缺乳、产后耻骨联合分离症、妇女绝经期综合征、慢性盆腔炎、子宫脱垂等。

5. 儿科疾病，比如脑性瘫痪、咳嗽、发热、顿咳、泄泻、呕吐、疳积、佝偻病、夜啼、遗尿、脱肛、肌性斜颈、小儿麻痹后遗症、臂丛神经损伤、斜视、桡骨小头半脱位等。

禁忌证

1. 诊断不明确的疾病。

2. 烧伤、烫伤。

3. 各种恶性肿瘤。

4. 有出血性疾病者。

5. 皮肤有局部化脓、感染等。

6. 酒后神志不清者，精神病者。

7. 严重的原发性高血压、高热发烧者。

8. 有严重心脏病、脑病、肺病、肾病者。

9. 妇女月经期，孕妇的腹部、腰部、髋部。

10. 年老体弱、病重、极度衰弱经不起推拿者。

11. 诊断不明确的急性脊柱损伤或伴有脊髓症状者。

12. 各种急性传染病、胃或十二指肠溃疡病急性穿孔者。

13. 各种骨折、骨结核、骨髓炎、严重的老年性骨质疏松症者。

了解了推拿的适应证和禁忌证，希望大家在以后的实际应用中可以做到有的放矢，更好地对症施治。

给孩子推拿的常用介质

在推拿过程中，介质不仅可以起到润滑作用，还兼具药物功效。常用的润滑介质有滑石粉、爽身粉、润肤油等。现在，在临床使用时一般有单方和复方供医者选择。

常用单方

1. 滑石粉：性甘、淡、寒，有清热利窍，渗湿润燥的作用，常用于小儿推拿的摩擦类手法和夏季用于出汗部位，可以保护医患者的皮肤，有利于手法的施行。

2. 葱姜汁：将葱白和生姜捣碎取汁使用，也可将葱白和生姜切片，浸泡于75%酒精中使用，能加强温热散寒的作用，常用于冬春季节及小儿虚寒证。

3. 凉水：即洁净的自来水或凉开水，有清凉肌肤和退热的作用，常用于外感热证。

4. 麻油：即食用麻油，在使用擦法时局部涂抹少许麻油，可以加强手法的透热作用而提高疗效，常用于刮痧疗法中。

5. 蛋清：有清凉去热、化积消食作用，常用于小儿外感发热、消化不良等症。

6. 白酒：适用于成人推拿（酒精过敏者禁用）。有活血祛风，散寒止痛，通经活络的作用，对发热患者尚有降温作用，一般用于急性扭挫伤，并常用于治疗风寒湿痹和慢性劳损。

7. 木香水：取少许木香，用开水浸泡，待凉后去渣使用，有行气、活血、止痛的作用。常用于急性扭挫伤及肝气郁结导致的两胁疼痛等症，用于擦法、揉法等。

8. 薄荷酊：用 5% 薄荷脑 5 克，浸入 75% 酒精 100 毫升内配制而成。其具有温经散寒、清凉解表、清利头目和润滑的作用，常用于治疗小儿虚寒性腹泻以及软组织损伤，用于擦法、按揉法可以加强透热效果。

常用复方

1. 按摩乳：市售常用外用药物，由多种药物组成，主要作用为舒筋通络，活血化瘀，消肿止痛。

2. 红花油：为骨伤科常用，主要成分有桃仁、红花等，常用于治疗寒痹、痛痹等。

3. 冬青油：由冬青油、薄荷脑、凡士林和少许麝香配制而成，具有温经散寒和润滑的作用，常用于治疗小儿虚寒性腹泻及软组织损伤。

另外，医者在给患者选择推拿介质时还应注意，要根据患者所患病症及其年龄进行选择，比如小儿肌肤较嫩，在给小儿选择介质时要选择刺激性小的，避免伤害了小儿的肌肤。

给孩子推拿的注意事项

经络穴位推拿不仅能提高孩子的免疫力，增强食欲，促进生长发育，保护视力，在孩子生病时，父母的正确推拿还可以缓解孩子的病痛，促其自我康复。推拿的疗效独特而神奇，但这一切都应建立在恰当、正确的基础上，所以，父母给孩子推拿前应注意以下几点。

推拿前的准备

1. 推拿前要预备好毛巾、尿布及替换衣物。

2. 为孩子做推拿的房间温度要适宜，可以放些柔和的背景音乐。

3. 推拿前先温暖双手，且在正式推拿前最好先轻轻进行局部推拿，让孩子肌肉放松，也减少一些恐惧感。

推拿时间

1. 孩子身体状况正常时，推拿时间最好选在两餐之间，这段时间孩子既不疲劳也不饥饿；也可选在晚上洗澡后、睡觉前。如果孩子生病了，家长应在孩子情绪稳定的时候推拿，孩子哭闹时，要先安抚好孩子的情绪，再做推拿。

2. 父母在为孩子做推拿时，如果是摩腹、揉臂，千万不能在饭后马上进行，以免引起孩子呕吐，或导致孩子腹部出现不适。

3. 推拿持续时间可从 5 分钟开始，以后逐渐延长到 15 ~ 20 分钟，每天 1 ~ 2 次。对于年龄大一点的孩子，可酌情延长。

推拿力度

1.由于儿童身体的经络分布和成长状况比较特殊，且孩子皮肤娇嫩，因此，与给成人推拿相比，父母给孩子推拿的手法和力度都有特殊的要求：轻快、柔和、平稳、着实，应做到"适达病所，不可竭力攻伐"，也就是以恰当的力度，达到最好的效果即可。

2.有些穴位需要不断重复推拿，此时父母应该适当调整力道，不要抓破孩子的皮肤。

3.当孩子身上有汗时，例如夏季或孩子哭闹、玩耍之后，父母应注意推拿手法的轻重快慢。

推拿的穴位

1.给孩子推拿的穴位大多集中在孩子的双手上，其他部位也有少许特效穴，父母可酌情使用。

2.由于孩子还处在快速发育过程中，因此很多穴位和成人有较大区别：有的穴位名称与成人相同，但位置不同，例如攒竹穴；有些位置相同而名称不同，例如长强、总筋。父母要根据穴位的实际位置给孩子推拿，切不可与成人相同对待。

3.所选用尺寸均使用同身寸，即以孩子自身手指的长度来衡量，如图所示。

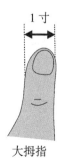
大拇指

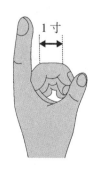

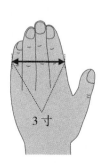

第二章

做孩子的专业推拿师
——了解小儿推拿的基本手法

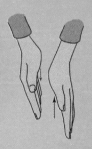

中医擅长"治未病"，即不给疾病发生的机会。对于父母而言，孩子身体强壮是他们最大的心愿。而小儿推拿能有效预防疾病，起到强身健体的作用。只要父母们花些时间学习推拿的基本手法并加以运用，就可以保护孩子健康成长。

小儿推拿的补泻意义

中医历代文献中对推拿手法的补泻意义有很多记载，尤其在小儿推拿的临床应用中运用得更为广泛。

经穴推拿补泻是指操作者运用不同的推拿手法，对脏腑功能发挥抑制或兴奋的调节作用，其中有降低兴奋性或祛除邪气作用的手法，谓之泻；而有提高兴奋性，增强脏腑功能作用的手法，谓之补；而重在功能调节，有补泻兼备之功的手法，谓之平补平泻。推拿补泻的关键在于针对虚实证型，采用正确的推拿补泻手法，从而达到治疗目的，并提高疗效。具体的方法是通过操作者手法的轻重、施术方向、操作缓急、选择穴位本身的功用等而定。

轻重补泻法

手法轻者为补，重者为泻。轻指力度柔软缓和，但轻而不浮重，即是指手法力度深达肌肉、筋骨，但重而不滞。

缓急补泻法

频率缓慢的手法有补的作用，频率快速的手法有泻的作用。

迎随补泻

十二正经各有其走向规律，即手三阳从胸走手，手三阳经从手走头，足三阳经从头走足，足三阴经从足走腹，等等。若顺经气去的方向推拿，谓之"随"，有补的作用；反之，逆经气去的方向，谓之"迎"，有泻的作用。

特殊补泻法

小儿经穴与成人经穴小有差异，多线性、面性穴位，操作时常有推、摩、运等手法。目前小儿推拿临床操作，多以向心为补，离心为泻；推上为补，推下为泻，由外向里为补，由里向外为泻；顺时针为泻，逆时针为泻。但也有例外，操作时具体看每穴的补泻手法。

总之，凡施术力度轻，操作时间长，频率慢，幅度小，顺经脉走向，旋转操作为补法，反之为泻。操作过程中应注意均衡使用补泻手法，切忌有所偏颇。

小儿推拿手法的补与泻

　　小儿推拿特定穴是以特定的操作方向决定补与泻的。一般来说，推拿手法可根据施术力度轻重、操作时间长短、幅度大小等进行补与泻。

▲ 补泻法的主要分类

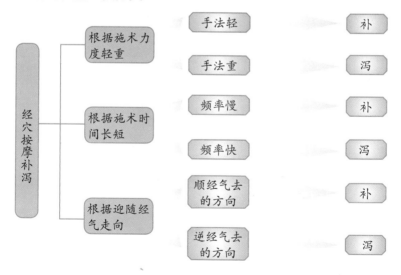

注意事项

　　1. 在同一穴位上，手法不同则补泻效果不同；另外，同一手

30

法用于不同年龄及不同体质的孩子身上产生的补泻效果也不同。例如：从指尖向指根曲推脾经，可以达到补脾经的效果；如果从小指尖向指根直推，可以起到清肾经的作用。

2. 某些经络线上的非特定穴位，其补泻规律往往是沿经络走向推为补，逆经络走向推为泻，来回顺逆方向推为平补平泻，例如三阴交、中脘等穴位。

3. 小儿推拿的补与泻，由多方面因素决定，父母在给孩子推拿之前一定要弄清这些手法，以免出错。

按法

手法解释

按法是使用拇指或中指的指端或指纹面，手掌掌面或掌根紧贴在孩子需要治疗的部位或穴位上，垂直向下用力按压。其属重刺激手法，一般用于结束手法，就是其他轻手法完成后再操作。

手法功效

按法具有解痉止痛、温经散寒等功效。

手法应用

按法是一种较强的刺激手法，是"以指代针"，对治疗肢体疼痛、麻木、脊柱侧弯等症状都有一定的疗效，也可治疗小儿头痛、腹痛。

手法分类

根据着力的部位不同，按法可分为指按法与掌按法。因力度轻重或强弱较易控制，所以按法适用于身体各部位。

按法分类

手法名称	适用部位	操作要领
指按法	指按法适用于线性穴位，运用于全身各部穴位	拇指伸直，四指成空拳状，用拇指指纹面紧贴在按摩部位或穴位上，食指中节轻轻贴在拇指指间关节掌侧，垂直向下按压，在指端用力时要停留一定的时间，然后放松，再逐渐用力垂直向下按压；

32

手法名称	适用部位	操作要领
		用中指指端或指纹面，紧贴于孩子需要治疗的部位或穴位上，同时向下垂直按压，停留一定的时间，放松片刻再逐渐用力向下按压部位或穴位
掌按法	用于面性穴位和部位，如腰部和腹部	用手掌掌面或掌根部位，紧贴于治疗部位或穴位上，垂直向下用力按压，力量要逐渐增加，平稳且持续

👉 **注意事项**

1. 施用按法时，施术人手上受力部位要紧贴孩子体表的治疗部位或穴位，不要移动。

2. 结束时，不宜突然撒手收力，而应该逐渐减轻、缓慢收回按压的力度。

按法的具体手法及图示

儿童经络推拿的基本按法包括拇指按法和掌按法两种。

▲ 按法流程示意图

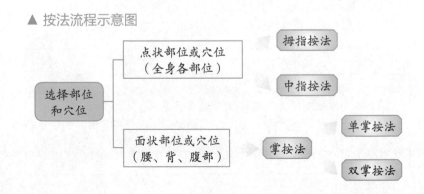

33

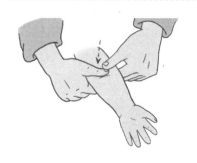

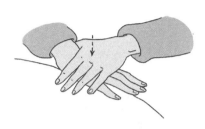

指按法：用拇指指纹面紧贴在部位或穴位上，另一手拇指可置于其上，用于助力，两拇指同时用力，垂直向下按压。

掌按法：用手掌掌面或掌根部位，紧贴于治疗部位或穴位上，垂直向下用力按压，力量要逐渐增加，平稳且持续。

应用举例

小儿腹痛：可以按揉足三里、肚角，并配合其他穴位推拿治疗。

小儿鼻炎：可以按揉迎香，并配合其他穴位推拿治疗。

小儿多动症：可以按揉百会，并配合其他穴位推拿治疗。

按法与其他手法的组合

按揉法：按法常与揉法结合，一般采用"按一揉三"的节律，即按压一下，揉三下，再按压一下，揉三下，按照这样的节律反复做若干次。

摩法

手法解释

摩法是以手掌面或食、中、无名指指面附着于一定部位或穴位上，以腕关节连同前臂做顺时针或逆时针方向环形移动摩擦。多用于胸腹部。

手法功效

摩法具有理气和中、消积导滞、活血止痛等功效。

手法应用

摩法轻柔和缓，刺激性较小，是治疗内脏疾病的重要手法之一。对于胸胁疼痛、小儿腹泻、小儿便秘等病症也有一定的疗效。

手法分类

儿童经络推拿的摩法可分为指摩法与掌摩法。一般来说，需要推拿的面积如果较小，用指摩法；面积较大，用掌摩法。

摩法分类

手法名称	适用部位	操作要领
指摩法	线性部位或穴位	除拇指外，其余四指并拢，指掌关节部位自然伸直，手腕部稍微悬空弯曲，以指面为着力点轻放于孩子治疗部位或穴位上，指掌用力部位要随着腕关节同前臂做顺时或逆时针的环形指摩运动

手法名称	适用部位	操作要领
掌摩法	面性部位或穴位	将手掌自然伸直，手腕关节稍微做背伸状，使用掌面受力于孩子治疗部位或穴位上，放松腕关节，让前臂做主动运动，通过腕关节带动掌面做顺时或逆时针方向的环形掌摩运动

👉 **注意事项**

1. 摩法操作时指掌要自然伸直，且轻放在孩子治疗部位或穴位上。

2. 摩法的平均频率约为每分钟 120 ~ 160 次，速度不可过快，也不宜过慢，受力不应过轻，也不应过重，要掌握好快慢与轻重。

3. 摩法操作必须使用油性介质，否则会因为不够润滑损伤孩子的皮肤。

4. 根据具体穴位及补泻需要，确定摩法方向。

摩法的具体手法及图示

儿童经络推拿的基本摩法包括摩法和掌摩法两种。

▲ 摩法流程示意图

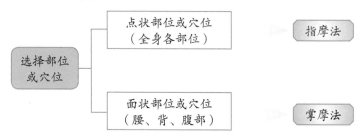

36

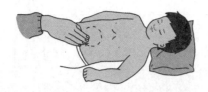 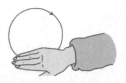

指摩法：以指面为着力点轻放于孩子治疗部位或穴位上，指掌用力部位要随着腕关节同前臂做顺时或逆时针的环形指摩运动。

掌摩法：使用掌面受力于孩子治疗部位或穴位上，让前臂做主动运动，通过腕关节带动掌面做顺时或逆时针方向的环形掌摩运动。

应用举例

1.小儿腹胀、食欲不振，厌食：摩中脘、摩腹等，并加入其他推拿手法。

2.小儿泄泻、便秘：摩脐、摩天枢等，并加入其他推拿手法。

3.小儿先天不足，疝气、遗尿：摩丹田等，并加入其他推拿手法。

4.增强小儿体质：摩腹、摩脐、摩丹田等，并加入其他推拿手法。

推法

手法解释

推法是指用拇指外侧缘或食、中指罗纹面，在穴位上做直线推动。

手法功效

推法是小儿推拿中最常用的手法之一，根据补泻手法的不同，推法也有不同的功效。应用补法有健脾胃、补肺气、温肾元等功效，应用泻法有清热化痰、清肝泻火、疏风解表、清心安神等功效。

手法应用

推法应用广泛，对于外感内伤疾病都有较好的治疗作用。

手法分类

推法适用于孩子全身任何部位，包括直推法、旋推法、分推法和合推法四种。

推法分类

手法名称	定义	操作要领
直推法	用拇指指腹或食、中指指腹在穴位上做直线推动	向前推动，行直线不可斜曲
旋推法	用拇指指腹在穴位上做螺旋状推动	顺时针方向环旋推动
分推法	又称为分法，指用双手拇指指腹由穴位中点向两侧推动	用双手拇指罗纹面或桡侧缘稍稍用力，从按摩部位或穴位中间向两边做直线推动，或双掌着力，用腕部或前臂发力进行分推法按摩
合推法	又称为合法，指从部位或穴位两旁向一处合拢再分开的方法	它的动作过程与分推法正好相反。两手的拇指罗纹面着力，从按摩部位或穴位的两旁向中间推动

👉 **注意事项**

1.操作时，需使用介质，不可直接在皮肤上使用推法。

2.推动频率快，每分钟200～300次，节律整齐，不能时快时慢。

3.推动时，用力宜柔和均匀，始终如一。

4.推动的方向根据具体的穴位与采用的补泻手法而定。

推法的具体手法及图示

儿童经络推拿的基本推法包括直推法、旋推法、分推法、合推法四种。

▲ 推法流程示意图

```
                              ┌─────────────────────────────────┐
                              │ 直推法（如推三关，推六腑）        │
                ┌─────────────┤                                 │
                │ 线性部位或   │ 旋推法（如旋推肝经，旋推肺经）    │
┌──────────┐    │ 穴位        └─────────────────────────────────┘
│ 选择部位  │────┤
│ 或穴位    │    │ 面性部位或   ┌─────────────────────────────────┐
└──────────┘    └─────────────┤ 分推法（如分推大横纹）            │
                  穴位        │                                 │
                              │ 合推法（如合推大横纹）            │
                              └─────────────────────────────────┘
```

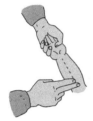

直推法：伸直食指、中指，以罗纹面推动。

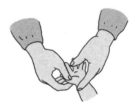

旋推法：用拇指做主动运动，按顺时针方向环旋推动。

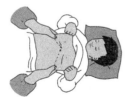

分推法：用双手的拇指从穴位的中间向两边做直线推动。

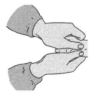

合推法：两手拇指着力，从穴位的两旁向中间推动。

应用举例

小儿感冒：推攒竹、推坎宫，并根据不同病因加入其他手法。

小儿鼻炎：推攒竹、推坎宫，分推前额，并配合其他手法。

拿法

手法解释

捏而提起称之为拿，就是用拇指与其他四指，或用拇指与食指、中指相对用力提捏某一部位或穴位，持续 1 ~ 2 秒，再慢慢放松，一紧一松，重复数次。

手法功效

拿法具有疏经通络、解表发汗、镇静止痛、开窍提神的功效。

手法应用

拿法可以治疗风寒风热、发热、无汗、头痛、小儿腹痛、小儿夜啼等病症，是小儿保健推拿手法之一。

手法分类

拿法单手双手皆可操作，一般用于肩部、颈项、四肢以及腹部等部位。

拿法分类

手法名称	操作要领
风池拿法	先用左手轻轻扶住孩子前额部位，右手拇指和食指、中指分别按在左右风池上，逐渐用力并且向上顶按，随后沿颈椎部位两侧提捏，并自上而下缓慢移动，用力要适度，动作也应缓和轻柔，能使小儿有毛孔竖起感才达到此拿法的效用

手法名称	操作要领
肩井拿法	用拇指指面按在肩胛上方，其余手指置于锁骨上方，然后逐渐有节律地用力，轻重交替而持续地提捏或揉捏，受力部位应有酸胀感而载疼痛感，操作时拇指指面与食指、中指指面相对用力，两手要交替操作，一手用力内收时，另一只手要做到放松
四肢及腹部穴位拿法	用拇指与食指、中指相对用力提捏穴位两侧肌肉组织，持续两秒，放松手指，反复数次

👍 **注意事项**

1. 拿法时，不能用油性介质，应用爽肤粉或滑石粉。

2. 操作时不可暴力提拿，力量应由轻到重，再由重到轻，拿后揉捏 2 次，以缓解刺激引起的不适感。

3. 拿捏时间不宜长，1～2秒，次数则以 3 次左右为佳。

拿法的具体手法及图示

儿童经络推拿的基本拿法针对不同部位有着不同的操作手法。头部拿法、颈部拿法和肩部拿法都有一定差别，父母可根据不同部位选择正确的手法。

▲ 拿法流程示意图

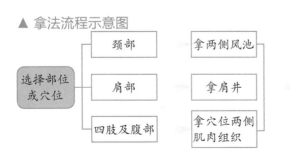

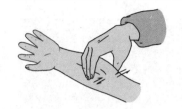

拿法：用拇指与其他四指（也可是食指、中指，视情况而定）迅速拿起肌肉组织，稍停片刻再松手复原。期间，五指应逐渐有节律的用力，轻重交替而持续的提捏或揉捏。

应用举例

小儿感冒：拿合谷，拿肩井，拿风池，同时根据病因配合其他推拿手法。

小儿急惊风：拿委中，拿后承山，拿仆参，同时根据病因配合其他推拿手法。

小儿腹痛：拿肚角，拿承山，同时根据病因配合其他推拿手法。

揉法

手法解释

揉法是用手指的指端、手掌、大鱼际以及掌根等部位着力，贴在需要推拿的部位或穴位上，并带动该处的皮下组织一起，做轻柔和缓的环旋运动。该法操作可以顺时针进行，也可以逆时针进行。

手法功效

揉法具有活血化瘀、消肿止痛、宽胸理气、运脾消滞、调节胃气不和等功效。

手法应用

揉法适用于小儿脘腹胀痛、小儿便秘等症，同时对外伤性软组织肿胀也有改善作用。在胸腹部、腰背部使用揉法，还具有显著保健效果。

手法分类

揉法轻柔和缓，刺激量小，适用于全身任何部位。根据着力部分的不同，揉法可分为指揉法、鱼际揉法、掌根揉法三种。

揉法分类

手法名称	操作要领
指揉法	用拇指或中指的指腹，或者是食指、中指、无名指的指腹，在治疗部位或穴位上，轻柔和缓、小幅度地进行顺时针或者逆时针方向的揉动，并且带动皮下组织一起揉动
鱼际揉法	以大拇指指根部位着力于治疗部位或穴位，腕部放松，稍用力下压，让腕部连同前臂带动着力部位轻柔和缓、小幅度地进行顺时针或逆时针方向的揉动。揉动时要有节律，着力于穴位处不要离开，使揉力透至皮下肌层
掌根揉法	与鱼际揉法类似，只是着力点在手掌掌根部位，腕部放松，稍用力下压，让腕部连同前臂带动着力部位轻柔和缓、小幅度地进行顺时针或逆时针方向的揉动

注意事项

1. 揉动时，需使用介质，用力要均匀。

2. 揉动时，着力部位紧贴皮肤，带动深层组织一起运动，不可在皮肤上摩擦。

3. 每次揉动 200 圈左右，节律整齐。

揉法的具体手法及图示

儿童经络推拿的基本揉法包括指揉法、鱼际揉法和掌根揉法三种。

▲ 按法流程示意图

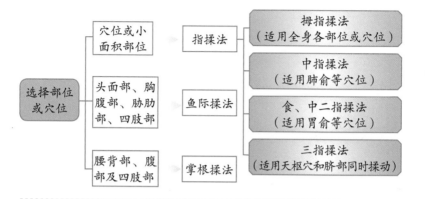

- -

掌根揉法：腕部放松，稍用力下压，让腕部连同前臂带动着力部位轻柔和缓、小幅度地进行顺时针或逆时针方向的揉动。

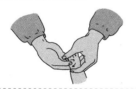

鱼际揉法：以大拇指指根部位着力于治疗部位或穴位，让腕部连同前臂带动着力部位轻柔和缓、小幅度地进行顺时针或逆时针方向的揉动。

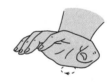

指揉法：用指腹轻柔缓和、小幅度地进行顺时针或者逆时针方向的揉动。

- -

应用举例

小儿自汗盗汗：揉肾顶、小天心、一窝风、二人上马、板门等穴位，同时根据病因配合其他推拿手法。

小儿夜啼：揉足三里、外劳宫等穴位，同时根据病因配合其他推拿手法。

捏法

手法解释

捏法：是指用拇指与食指中节或食、中指指面对合，同时用力提拿皮肤，双手交替捻动向前的一种手法。

手法功效

捏法具有调理阴阳、通理经络、调和脏腑的功效。

手法应用

常用于食欲不振、消化不良、腹泻等消化系统症状，还可用于治疗感冒、发烧等呼吸系统症状，也可用于治疗小儿失眠等。同时，作为日常生活的保健，捏法还可起到增强抵抗力的作用。

手法分类

捏法多用于背部，是有效的推拿保健手法之一。

捏法分类

手法名称	操作要领
两指捏	用两手的食指中节桡侧顶住皮肤，拇指前按，二指同时用力提拿皮肤，双手交替捻动向前
多指捏	用两手的拇指桡侧缘顶住皮肤，食、中指前按，三指同时用力提拿皮肤，双手交替捻动向前

注意事项

1. 父母操作时应使指面着力于治疗部位或穴位，不能用指端，以免增加疼痛感。

2. 捏法属于重刺激手法，一般只做 5～6 遍。在捏法的操作过程中，父母需掌握好操作次数及用力大小，可以根据孩子的实际情况适当删减次数。

3. 提捏皮肤要适当，过多则不易捻动向前，过少则容易滑脱停滞不前，提捏的过程中切忌拧转肌肤。

捏法的具体手法及图示

儿童经络推拿的基本捏法包括两指捏和多指捏两种。

▲ 捏法流程示意图

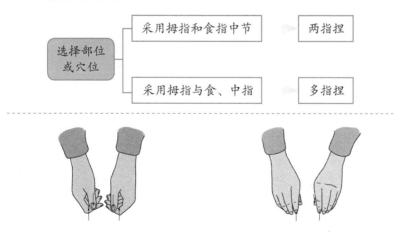

两指捏：用两手的食指中节桡侧顶住皮肤，拇指前按，二指同时用力提拿皮肤，双手交替捻动向前。

多指捏：用两手的拇指桡侧缘顶住皮肤，其余四指前按，五指同时用力提拿皮肤，双手交替捻动向前。

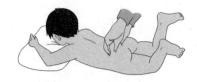

捏脊法：从孩子尾椎两侧提捏到大椎两侧，一般做3～5遍，从第2遍起，每捏3次向上提拿1次，即"捏三提一"法。

应用举例

小儿咳嗽：捏脊，同时根据病因配合其他推拿手法。

小儿肺炎咳喘：捏脊，同时根据病因配合其他推拿手法。

小儿支气管哮喘：捏脊，同时根据病因配合其他推拿手法。

小儿鼻炎：捏捻两鼻孔，同时根据病因配合其他推拿手法。

小儿咽炎：挤捏天突，同时根据病因配合其他推拿手法。

擦法

手法解释

所谓擦法,即用手指、手掌、大小鱼际贴附于治疗部位或穴位,进行直线往返操作的手法。

手法功效

擦法具有温经通络、舒筋散寒、行气和血、消肿止痛、健脾和胃、宽胸理气等功效。

手法应用

擦法是一种柔和温热的刺激,适用于治疗内脏疾病的虚寒证以及风湿酸痛、肢体麻木等症。除此之外,擦法对于胸闷、咳嗽以及由气血功能失常所引起的病症也有一定疗效。

手法分类

根据使用手部部位的不同,擦法分为掌擦法、大鱼际擦法、小鱼际擦法,三种方法可根据病情及患病部位的不同酌情使用,也可配合变化使用。

擦法分类

手法名称	温度情况	适用部位	治疗病症
掌擦法	温热度较低	多用于胸胁部及腹部	治疗脾胃虚寒引起的腹痛及消化不良等病症
大鱼际擦法	温度中等	多用于胸腹、腰背、四肢等部位	治疗外伤、瘀血、红肿、疼痛剧烈者，以及内脏疾病的虚损症和气血功能失常所引起的病症
小鱼际擦法	温度较高	多用于肩背腰骶及下肢部	治疗风湿酸痛、肢体麻木、伤筋等病症

注意事项

1.进行擦法操作时，父母需掌握好操作力度，切忌用力过猛、速度过快。每分钟100次左右，手下有温热感即止，无须带动皮下组织。

2.操作时，父母要保持动作的连续性，由慢到快，不得中途停顿与跳跃。

3.操作时，需使用介质，以免擦破皮肤。

擦法的具体手法及图示

儿童经络推拿的基本擦法包括掌擦法、大鱼际擦法和小鱼际擦法三种。

▲ 按法流程示意图

```
                  ┌─ 胸肋部或        ┌─────────┐      ┌──────────────────┐
                  │   腹部           │ 掌擦法  │      │ 治疗腹痛、消化不良等 │
                  │                  └─────────┘      └──────────────────┘
┌────────┐        │
│选择穴位│────────┤   胸腹、腰       ┌─────────┐      ┌──────────────────┐
│或部位  │        │   背、四肢部     │ 大鱼际擦法│     │ 治疗外伤、瘀血、剧 │
└────────┘        │                 └─────────┘      │ 烈疼痛等          │
                  │                                   └──────────────────┘
                  │   肩背腰骶或     ┌─────────┐      ┌──────────────────┐
                  └─  下肢          │ 小鱼际擦法│     │ 治疗风湿酸痛、肢体 │
                                    └─────────┘      │ 麻木、伤筋等       │
                                                      └──────────────────┘
```

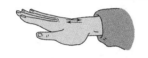

掌擦法：将力量聚焦于掌指部位，以掌面为着力部位的擦法。

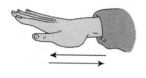

大鱼际擦法：以大鱼际为着力部位的擦法。

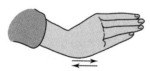

小鱼际擦法：以小鱼际为着力部位的擦法。

应用举例

小儿百日咳：横擦孩子肩胛骨的内侧缘，同时根据病因配合其他推拿手法。

小儿鼻炎：上擦鼻旁，同时根据病因配合其他推拿手法。

小儿咽炎：搓擦涌泉，同时根据病因配合其他推拿手法。

小儿风疹：推擦涌泉，同时根据病因配合其他推拿手法。

脊柱保健：横擦肩背及腰骶等部位，同时配合其他推拿手法。

搓法

手法解释

搓法是指用两手的手掌挟住需要推拿的部位，相对交替用力向相反方向做来回快速搓动，同时上下往返移动的手法。

手法功效

搓法具有疏筋通络、调和气血、疏肝止痛、消积导滞等功效。

手法应用

搓法对于小儿厌食、腹胀、胸闷、咳喇、痰喘等病证都具有很好的疗效。

手法分类

搓法主要用于四肢、躯干和胁肋部位，可以分为以下四种。

搓法分类

手法名称	体位选择	操作要领
肩及上肢部位的搓法	让孩子保持坐位姿势，肩臂放松而自然下重，父母站于孩子的侧面	用双手分别挟住孩子的肩前与肩后部，先由肩部搓至手腕部位。在搓肩关节的时候，双手要以顺时针方向环形搓揉，逐渐向下移动至腕，然后由腕部再向上搓揉至腋下部位，这样往返移动操作5~10次

手法名称	体位选择	操作要领
胁肋部位的搓法	孩子可以采取坐位或者站位的姿势，父母站立于孩子的身后	使用双手挟住孩子的腋下，然后逐渐沿着胁肋部位搓至平脐处，采用自上而下单向移动，以免引起孩子气机上递
下肢部位的搓法	搓膝关节：让孩子保持仰卧，弯曲膝、髋	父母用双手挟住孩子膝关节的内外侧，按顺时针方向做环形搓揉。此搓法的重点是揉膝关节的间隙、内与外膝眼，及髌骨两侧等部位
	搓腿部：让孩子保持仰卧，同样弯曲膝、髋	父母双手挟住孩子大腿前后或者内外侧，自上而下地搓到踝部位
腰背部位的搓法	孩子可以坐位或者是站位姿势，父母站于孩子的身后	双手平放在孩子腰肌两侧部位上，然后用力做相反方向的倒八字形的往返快速搓揉

搓法的具体手法及图示

儿童经络推拿的基本搓法可以根据部位不同分为上肢部搓法、胁肋部搓法、下肢部搓法以及腰背部搓法。

▲ 搓法流程示意图

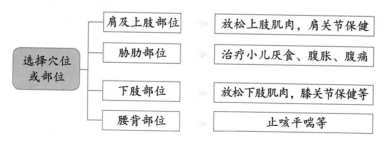

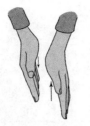

搓法基本操作：用双手的手掌心挟住一定部位，相对交替用力向相反方向来回快速搓动，同时做上下往返移动。

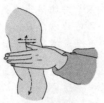

肩及上肢部位的搓法：用双手挟住肩前与肩后部，先由肩部搓至手腕，再由手腕向上搓至腋下。

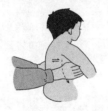

胁肋部位的搓法：用双手挟住腋下，沿胁肋部位搓至平脐处，自上而下单向移动。

应用举例

小儿百日咳：擦搓胸肋，同时根据病因配合其他推拿手法。

小儿发热：推搓涌泉，同时根据病因配合其他推拿手法。

法

释

以屈曲的指间关节突起部分为着力点，放置在选定部位或穴位上，向下用力按压，如此反复操作的手法称为点法。

手法功效

点法具有开通闭塞、活血止痛、调和阴阳、消肿止痛、定惊醒神、通关开窍等功效。

手法应用

点法往往用于点穴，是急救时常用的手法。也可用于头痛、牙齿痛及保健等。

手法分类

根据着力的部位不同，点法可分为拇指端点法、屈拇指点法、屈食指点法三种。

点法分类

手法名称	操作要领
拇指端点法	用手握空拳，拇指伸直并紧贴于食指中节的桡侧面，以拇指端为着力点压在治疗部位或穴位上

续表

手法名称	操作要领
屈拇指点法	将手握成拳，拇指屈曲抵住食指中节的桡侧面，用拇指指间关节桡侧为着力点压在治疗部位或穴位上
屈食指点法	将手握成拳并突出食指，用食指第一指间关节为着力点压在治疗部位或穴位上

👆 **注意事项**

1. 点按的过程中，应由轻到重，由表及里，用力要以孩子能忍受为度。

2. 点法结束时，不宜突然放松，应逐渐减轻按压的力量。

点法的具体手法及图示

儿童经络推拿的基本点法可根据使用手部部位的不同，分为拇指端点法、屈拇指点法、屈食指指点法。

▲ 点法流程示意图

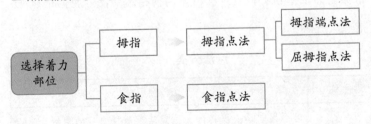

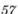

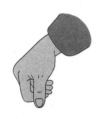

拇指端点法：以手握空拳，拇指伸直并紧靠于食指中节桡侧面，用拇指端点压施术部位。

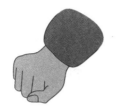

屈拇指点法：拇指屈曲，拇指端抵住屈曲食指中节的外侧缘，用拇指指间关节桡侧施力。

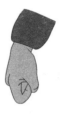

屈食指点法：食指屈曲，与其他手指相握，用食指第一指间关节突起部分点压施术部位。

应用举例

小儿百日咳：点按膻中，同时根据病因配合其他推拿手法。

小儿腹胀：点揉水分，同时根据病因配合其他推拿手法。

小儿风疹：点揉双侧风池，同时根据病因配合其他推拿手法。

肩关节保健推拿：点按肩井、天宗，同时配合其他保健推拿手法。

掐法

手法解释

用拇指指甲前端掐按所需治疗部位或穴位，使之产生酸麻胀感即掐法，这是强刺激手法之一。

手法功效

掐法是小儿推拿手法中最有效的急救手法之一，具有开窍醒脑、镇惊安神的作用。

手法应用

掐法可治疗抽搐、昏迷、惊风等疾病。

推拿手法

让孩子采用坐位或仰卧位，父母手握空拳，拇指伸直并垂直用力或拇指稍弯曲，用拇指指甲前端垂直施力于治疗部位或穴位按压。一般操作 3 ~ 5 次，每次 4 ~ 5 秒。

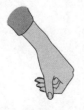

操作要领：手握空拳，拇指伸直并垂直用力或拇指稍弯曲，用拇指指甲前端垂直施力于治疗部位或穴位按压。

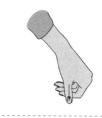

作用部位：头、面、四肢等部位，常用于"点"状穴位。

注意事项

1. 掐时要逐渐用力，达深透为止，注意不要掐破皮肤。

2. 掐后用揉法揉按数次，缓解不适感。

60

捣法

手法解释

捣法，用中指指端或食指、中指屈曲后的第一指间关节突起部为着力点，在所要推拿的部位或穴位上做有节律的捣击。常用于捣小天心等穴位。

手法功效

捣法具有通经活络、镇惊安神、通络明目、调和气血等功效。

手法应用

捣法主要用于治疗小儿惊风、烦躁不安、夜啼以及抽搐等病症，是镇惊安神的重要推拿手法之一。

推拿手法

让孩子保持坐位，父母用一手握持孩子的食指、中指、无名指、小指四指，掌心向上；父母用另一手的中指指端，或屈曲的食、中指的指间关节突起部着力，有节奏地叩击穴位。每分钟约60 ~ 150次。

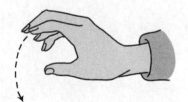

操作要领：用中指指端，或屈曲的食、中指的指间关节突起部着力，有节奏地叩击穴位。

注意事项

1.操作前，父母需将指尖修剪平整，以免损伤孩子皮肤。

2.父母在为孩子进行搓法操作时，应以轻柔的手法搓击，有节奏地叩击，切忌使用暴力。

3.快速搓法，每分钟100～150次，用于兴奋；慢速搓法，每分钟60～100次，用于镇静。

摇法

手法解释

一手握住或扶住关节近端的肢体，另一手握住关节远端的肢体，做缓和的环形摇动或摆动的手法，即摇法。主要治疗关节疼痛、肿胀、活动障碍等症。

手法功效

摇法具有疏通经络、滑利关节、松解粘连等功效。

手法应用

摇法适用于人体各关节处，例如肩、肘、腕及膝关节等，也常作为治疗的结束手法。对四肢关节炎症或损伤所致的关节粘连、强直屈伸不利、肿胀疼痛等病症有较好的治疗作用。

推拿手法

父母用一手托握住孩子需摇动关节的近端肢体，另一手握住需摇动关节的远端肢体。做大幅度顺时针或逆时针方向的环形旋转运动，由轻到重，由慢到快，幅度由小到大。

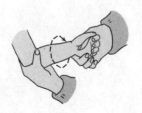

操作要领：一手托握住孩子需摇动关节的近端肢体，另一手握住需摇动关节的远端肢体，做大幅度顺时针或逆时针方向的环形旋转运动。

注意事项

1.父母在操作时，动作不可过快，幅度不能超过孩子所能承受的最大范围。

2.父母在推拿时，两手需要协调配合，动作要缓慢轻柔，不可急躁，让孩子被摇动的关节尽量放松。

拍法

手法解释

各手指张开，指间和掌指关节微微屈曲，以虚掌拍打在体表的治疗部位或穴位的手法，即拍法，多用于肩背、腰臀、胸部以及下肢部。

手法功效

拍法具有舒筋通络、行气活血、滑利关节、疏松肌肉、调和气血等作用。

手法应用

拍法主要治疗局部感觉迟钝、肌肉痉挛等症。同时，拍法常配合其他手法使用，多用于全身推拿后的结束手法。

推拿手法

孩子采取坐位或卧位，父母右手的五指并拢，掌指关节微屈，放松腕关节。父母用虚掌反复拍打孩子需要治疗的部位或穴位，做到平稳而有节奏，程度以局部充血、孩子感觉舒适为度。

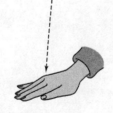

操作要领：右手的五指并拢，掌指关节微屈，放松腕关节，用虚掌反复拍打孩子需要治疗的部位或穴位。

注意事项

1.父母在进行拍法操作时，用力一定要均匀、平稳、轻巧而有弹性，用虚掌蓄气拍打孩子需要推拿的部位或穴位。

2.拍法操作时，父母的掌、指需要同时着力于所要拍打的部位或穴位，切不可抽打皮肤。

运法

手法解释

运法是指用拇指、食指或中指指端在一定部位或穴位上做由此及彼的弧形或环形运动的手法。手法操作较其他方法来说缓慢轻柔。

手法功效

运法具有宣通筋络、消食健脾、清热除烦等功效。

手法应用

常用于治疗风热感冒、寒热往来、食和不化、腹胀肠鸣等症。

推拿手法

父母让孩子保持正坐卧位，将大拇指或中指指面放在孩子需要推拿的部位或穴位上。稍稍用力，对这些部位或穴位做由此及彼的弧形或环形运动，操作频率约为每分钟 80~120 次。

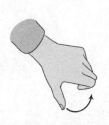

操作要领：用大拇指或中指指面在穴位上做由此及彼的弧形或环形运动。

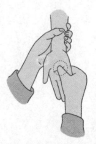

运八卦：八卦是同一个平面上酌八个不同的方位，构成圆周，因此运时具有方向性，可根据需要酌情使用。

👉 注意事项

1. 操作时，宜使用介质。

2. 运法频率宜缓不宜急，用力宜轻不宜重。

抹法

手法解释

用拇指罗纹面或全掌在体表做上下、左右或弧线单向或往返移动的手法，即抹法，常用于面部穴位。一般用于头面部、胸腹部、手背、足背等部位。

手法功效

抹法具有开窍醒脑、镇静安神、疏肝明目、通经活络等功效。

手法应用

抹法对于小儿头痛、小儿感冒、失眠、近视、指掌麻木、胸闷痞满等病症都有很好疗效。根据操作时手部部位不同，可分为指抹法和掌抹法两种。

抹法分类

手法名称	特点	适用部位
指抹法	以拇指罗纹面抹	常用于面积较小的部位，如头面部、手背、足背部等
掌抹法	以全掌抹	常用于面积较大的部位，如胸腹部等

推拿手法

让孩子保持正坐，父母将单手拇指罗纹面或手掌面紧贴在需要治疗的部位或穴位上，稍稍施力，做单向或往返移动。

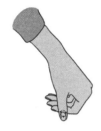

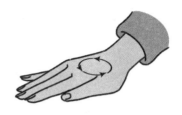

指抹法：用单手拇指罗纹面紧贴治疗部位或穴位，稍施力做单向或往返移动。

掌抹法：用单手掌面紧贴治疗部位或穴位上，稍稍施力做单向或往返移动。

👉 **注意事项**

1. 操作时宜使用介质。

2. 用力均匀，轻而不浮，重而不滞，动作缓和。

扯法

手法解释

扯法，在民间被称为拧痧、扭痧，指用拇、食指的指端夹住皮肤，或用屈曲的食、中指中节夹住皮肤，适当用力做一拉一放的动作。

手法功效

扯法具有解表透邪、通经散瘀等功效。

手法应用

扯法适用于治疗外感风热、中暑、食物中毒等病症。

推拿手法

让孩子保持坐位或卧位，父母肩关节放松，肘关节屈曲，将拇指、食指指端放在孩子需要治疗的部位或穴位上。夹住这些部位或穴位，适当用力地一拉一放，进行扯法推拿。

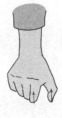

拇食指扯法：用拇、食指二指指端夹住孩子需要治疗的部位或穴位，适当用力地一拉一放。

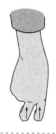

食、中指节扯法：用食、中二指指端夹住孩子需要治疗的部位或穴位，适当用力地一拉一放。

注意事项

1. 父母在进行扯法推拿时，扯孩子皮肤要适中，太多很容易滑脱，太少则会让孩子疼痛难忍。

2. 拉扯的动作要有节奏感，以局部皮肤发红为度，但注意避免孩子肌肤受到损伤。

滚法

手法解释

将手掌尺侧面的背部及掌指关节背侧突起处贴在一定的部位或穴位上,使腕关节屈伸外旋做连续滚动的运动,即滚法。

手法功效

滚法具有疏经通络、调和气血、消肿止痛、健脾和胃的功效。

手法应用

滚法对肌肤酸痛、麻木等有较为明显的疗效。

推拿手法

让孩子采取坐位或卧位,父母肩和上臂宜放松,手指或掌面不要离开接触的皮肤。用腕关节的屈伸回旋活动为主来带动前臂和手,使该处皮下组织随着滚动而逐步产生微热感。

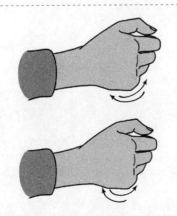

以掌指关节着力的滚法:将手背部或侧面贴在一定的部位或穴位上,以掌指关节为着力点,使腕关节屈伸外旋做连续滚动。

以小鱼际着力的滚法:将手背部或侧面贴在一定的部位或穴位上,以小鱼际为着力点,使腕关节屈伸外旋做连续滚动。

☞ 注意事项

1. 㨰法可以配合揉法使用，以便加强疗效。

2. 㨰法操作时，父母用力要均匀着实，动作应该轻柔而有节律性，操作频率每分钟约为 120~200 次。

3. 切忌手背拖来拖去摩擦移动。

捻法

手法解释

使用拇指和食指指腹罗纹面捏住治疗的部位或穴位，略微用力做相对用力、往返快速的捻搓动作，即捻法。

手法功效

捻法具有舒筋活络、滑利关节、消肿止痛的功效。

手法应用

捻法可以治疗指间关节因扭挫伤而引起的疼痛、肿胀或屈伸不利等。

推拿手法

让孩子采用坐位或卧位，家长用拇指和食指指腹罗纹面挟持住孩子需要治疗的部位或穴位。拇指和食指指腹相对要用力，对称、往返快速、自上而下地捻搓。通常，捻法的常用手势有三种。

1. 用拇指与食指指腹。

2. 用拇指指腹与食、中二指指腹。

3. 用拇指指腹与屈曲成弓形的食指中节桡侧面。

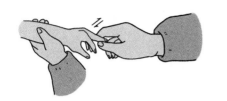 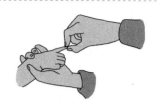

　　操作要领：用拇指和食指指腹罗纹面挟持住孩子需要治疗的部位或穴位，拇指和食指指腹相对要用力，做对称、往返快速、自上而下的捻搓动作。

刮法

手法解释

用手指或者光滑的器具，例如瓷汤匙、钱币的光滑边缘，或拇指的桡侧缘，紧贴着皮肤由上而下或向两旁刮动的手法，即刮法。常用于眉心、颈项、腹部、上肢肘弯等部位。

手法功效

刮法具有疏通经络、解表透邪、消积导滞、散发郁热、降逆止呕、活血散结等功效。

手法应用

本手法刺激较重，一般用于高热中暑、外感发热、腹泻呕吐、胸闷等症。

推拿手法

让孩子保持坐位或卧位，父母以肘关节为支撑点，腕关节保持放松灵活的状态。用拇指侧缘或食指、中指罗纹面，或者是食指第二关节背侧缘着力，或者是手握汤匙、钱币这样的器具边缘，蘸上清水、润滑油等介质后，紧贴着孩子的皮肤，逐渐用力做由上而下或者由内而外的直线、单方向快速刮动，以皮肤见紫红色为适度。

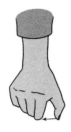

　　操作要领：用拇指侧缘或食指、中指罗纹面紧贴着孩子的皮肤，做由上而下或者由内而外的直线、单方向快速刮动。另外，使用刮法，可以借助光滑的器具，例如瓷汤匙、钱币的光滑边缘等。

复式手法

手法解释

复式手法是小儿推拿中的一类操作方法，这些方法既有一定程序，又有特定名称，往往是在一个或几个穴位上进行的，因此称为"复式手法"。

以下是儿童经络推拿的几种常见复式手法描述，家长可以酌情使用。

常见复式手法

手法名称	功效	主治疾病	操作要领
黄蜂入洞	发汗解表，宣肺通窍	外感风寒所致的发热无汗、鼻塞流涕、呼吸不畅	一手轻扶宝宝头部，用另一只手的食指、中指的指端着力，紧贴在宝宝两鼻孔下缘处或鼻翼根部，以腕关节为主动，带动着力部分反复揉动，共50～100次。用力要均匀、持续，轻柔和缓
黄蜂出洞	清热发汗	发热无汗	用一手的拇指甲先掐宝宝的内劳宫、总筋，再分阴阳，然后以两拇指在总筋处一搓一上至内关处，最后掐坎宫、离宫，各15～30次
按弦搓摩	宽胸利膈、理气化痰	痰积、咳喘、腹痛、腹胀	先将宝宝的两手交叉搭在对侧肩膀上，父母面对宝宝，用两手掌面着力，轻贴在宝宝两侧的胁肋部，呈对称性搓摩，并从上往下，一直搓摩到肚角处50～500次

手法名称	功效	主治疾病	操作要领
打马过天河	清热通经、行气	神昏、烦躁、谵语、高热等	先运内劳宫，100次后用右手拿宝宝手指，使手心向上，用左手食、中二指沿天河打至手弯止，重复20～30次或者用中指面运内劳宫100次后，再用食指、中指、无名指三个手指由总筋起沿天河水打至洪池，重复20～30次
水底捞月	清心、退热	发热、高热神昏等	用冷水滴入宝宝掌心，父母用拇指指腹自宝宝的小指尖旋推至内劳宫，边推边吹凉气，重复30～50次。由于这个手法属于大凉之法，不要轻易用，更不要乱用
龙入虎口	清胃热、退虚热、止吐泻	发热、呕吐、腹泻、四肢抽搐	一手托扶住宝宝的手掌背部，使掌心朝上，用另一只手叉入虎口，拇指指腹着力，在宝宝的板门处按揉或推50～500次
运土入水	滋肾利尿	小便黄短频数、癃闭等	一手握住宝宝的2～5指，使掌心和前臂掌面向上，以另一手的拇指外侧缘着力按摩。此法从宝宝的脾土开始推起，沿手掌边缘，经小天心、掌小横纹，推运至小指端肾水位置，呈单方向推运100～300次
运水入土	健脾助运，润燥通便	消化不良、便秘、腹胀、痢疾、疳积等病症	一手握住宝宝的2～5指，使掌心和前臂掌面向上，以另一手的拇指外侧缘着力按摩。此法从宝宝的肾水开始，沿手掌边缘，经掌横纹、小天心，推运至拇指的脾土为止，要注意是单方向推运，推100～300次
引水上天河	清热去火	一切热病	用一手捏住宝宝的手指，使前臂掌侧向上，然后把凉水滴在腕横纹上，用另一只手的食指和中指从腕横纹中间起，一直拍打至洪池为止，在拍打过程中要同时吹气，约进行20～30次

手法名称	功效	主治疾病	操作要领
二龙戏珠	调和阴阳温和表里，镇惊止搐	寒热不和、四肢抽搐惊厥等症	一手捏住宝宝的食指和无名指的指端，用另一只手按捏宝宝的阴池和阳池这两个穴位，并一边按捏，一边向上移动，一直按捏到曲池，如此 5 次左右。对于寒证者，要重按阳穴，热证者则应该重按阴穴。最后一手拿捏阴;阳两穴 5~6 次，另一手拿捏宝宝的食指和无名指的指端各摇动 20~40 次
开璇玑	开胸理气，健脾和胃	咳喘、食积、腹胀、腹痛、呕吐、腹泻等症	先用双手的拇指自宝宝的璇玑开始，向两侧胸胁部分推，从上自下，一直推至季肋部。然后再从脐部向左右两侧推摩宝宝的腹部，并从脐部向下直推至小腹部，最后再推上七节骨
揉脐、揉龟尾、推七节骨	健脾理气止泻	腹泻、痢疾	揉脐：让宝宝躺在床上，父母用一手的中指或者食指、中指、无名指三个手指的指腹着力揉肚脐操作 2 分钟; 揉龟尾：让宝宝趴在床上，用上述手指揉龟尾操作 100 次; 推七节骨：用大拇指指腹在龟尾和命门之间来回推擦，操作 100 次。其中由龟尾向上推至命门为补法，由命门向下推至龟尾为泻法

第三章

求药不如用双手

——小儿推拿常见穴位使用手法

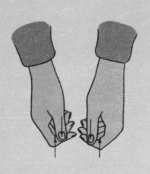

孩子不同的部位生病，需要推拿不同的穴位，父母要学会根据不同的病症来采用不同的手法、时间及部位进行推拿。本章着重讲述孩子不同部位的常见穴位的推拿，父母可以通过本章介绍的方法为孩子进行推拿，使他们更加健康地生长发育。

孩子常见穴位使用方法：头部

　　头部是人一身的主宰，正如中医所说是诸阳所会，百脉相通，人体十二经脉和奇经八脉都汇聚于头部，有百会、四神聪、上星、玉枕、风池、哑门等数十个穴位。下面，我们为父母们选择几个儿童常见的大穴，为父母护理孩子提供一些参考。

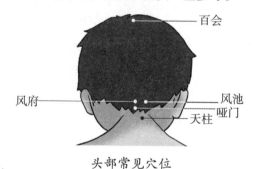

头部常见穴位

百会穴

　　百，数量多；会，交会。这个穴位在人的头顶，位于人的最高处，手足三阳经及督脉的阳气皆在此交会，故名"百会"。按摩本穴，具有开窍宁神的作用，能治疗失眠、神经衰弱；长期按压，还可治疗头痛、眩晕、休克、失语、脑贫血、鼻孔闭塞、遗尿、脱肛等症。

　　百会穴具体位置在头顶正中线与两耳尖端连线的交点处，父母在给孩子按摩时，当让孩子背向自己坐，然后自己双手张开虎口，大拇指指尖碰触孩子耳尖，手掌心向头，四指朝上，先将左手的中指按压在穴位上，再将右手的中指按在左手中指的指甲上，双手的中指交叠，同时向下用力揉按穴位，以有酸胀、刺痛的感为度。每次揉按2～3分钟。

风府穴

风府位于人的后颈部，当后发际正中直上0.7寸，枕外隆凸直下，两侧斜方肌之间凹陷处。按摩这个穴位，可以治疗头痛、眩晕、咽喉肿痛、感冒发烧；如果长期按压，则对癫狂、痫症、癔症、颈项强痛、目痛、鼻出血等皆都具有良效。父母为孩子按摩，可让孩子背坐或俯卧，自己的两只手伸到颈后，放在后脑处，手掌心向头扶住后脑勺，左手在下，四指的指尖向头顶，大拇指的指尖向下按住穴位，右手在左手上，右手大拇指的指腹按在左手大拇指的指甲上，双手的大拇指从下往上用力揉按，以有酸痛感为度。左右两手的大拇指轮流在下按揉，每次揉按2～3分钟。

风池穴

风池在项部，当枕骨之下，与风府相平，胸锁乳突肌与斜方肌上端之间的凹陷处。经常按摩风池穴，对于眼睛的很多问题，比如视神经萎缩、近视、突眼症、头晕眼花等，都有极好的疗效。除此之外，对于头痛、眩晕、颈项强痛、鼻炎、耳聋、气闭、口眼歪斜、疟疾等病皆有疗效。父母如果为孩子按摩此穴，可让孩子背坐，自己举臂抬肘，约与孩子的肩持平，然后用大拇指指腹从上向下推穴位，以有酸痛感为度，每天早晚各按摩一次，每次按摩2～3分钟。

哑门穴

哑，发不出声；门，出入的门户。该穴名意指督脉阳气在此散热冷缩，从而走向衰败。按摩这个穴位，可治疗舌缓不语、音哑、头重、头痛、颈项强急、脊强反折、癫狂、痫症、重舌、呕吐等症。父母为孩子按摩此穴，可让孩子背坐，自己伸手到孩子后脑处，大拇指指尖向下，用指腹按揉穴位，以有酸痛和胀麻感为度，可左右手交替按摩，每次按 3 ~ 5 分钟。

天柱穴

天柱穴位于后头骨正下方凹处，也就是颈脖子处有一块突起的肌肉（斜方肌），此肌肉外侧凹处即是此穴。本穴是治疗头部、颈部、脊椎以及神经类疾病的中药首选穴之一，对颈椎酸痛、落枕、目眩、头痛等症皆有奇效，同时还可以缓解眼睛疲劳，改善视力衰弱。经常按摩此穴，还可以使头脑反应敏锐，增强记忆力，并改善内脏机能。父母为孩子按摩本穴，须让孩子背坐，自己举起双手，指尖朝上，用大拇指指腹自下而上按进孩子颈后枕骨下，大筋外两侧凹陷处，以有酸痛、胀麻感为度。每次按揉2 ~ 3 分钟。

孩子常见穴位使用方法：面部

我们孩子的脸部其实也分布着许多经络，如果经常进行按摩，可以促进孩子皮肤血管扩张、血液循环加强，面部温度升高，使皮肤有效地吸收养分。下面，我们就为父母们详细介绍几个儿童面部常见穴位的具体按摩方法。

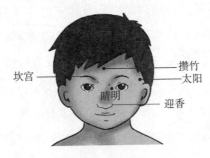

面部常见穴位

攒竹穴

儿童攒竹穴的位置与成人不同，成人的位于眉头陷中，眶上切迹处，儿童的则自两眉中间至前发际呈一条直线。它同时又被称为"天门"，即此穴所在位置为元神出入的部位，推拿此穴只要用两个大拇指在额头正中线自下而上交替直线推动就可以了，这叫做"开天门"。一开始用力要轻，再慢慢加力，以看见孩子额头皮肤微微发红为度，推3分钟就能见效。

这个穴位具有安神震惊的作用，孩子在接受父母推拿的时候，会感觉很舒服，推不了一会儿，孩子就会安静下来甚至睡着。另外，这穴位还可以配合其他穴位治疗孩子的外感发热、头痛、精神萎靡等症，在孩子出现此类症状的时候，可以给他推一推攒竹。

坎宫穴

眉心至两眉梢成一横线为坎宫穴，父母将两大拇指分别放在孩子的两眉毛向眉梢做分推，称为推坎宫。推拿坎宫可疏风解表，止头痛，醒脑明目。适用于感冒发热，头痛，哭闹不安，惊风等症。另外，它对儿童眼疾疗效显著，尤其对近视眼、沙眼、眼睛虹膜炎，有极好的防治作用。推坎宫的速度要慢，用力要轻，最好坚持每天推 30 ~ 50 次。

睛明穴

睛明是足太阳膀胱经上的第一个穴位，它将膀胱经之血提供给眼睛，眼睛受血而能视，变得明亮清澈，所以名为"睛明"。由此可知，本穴是治疗眼病的关键穴位，按摩此处穴位，能使急慢性眼结膜炎、眼睛充血红肿有所缓解；长期按摩，对假性近视、轻度近视、散光、夜盲症、迎风流泪等眼疾，具有非常明显的调理、改善和保健作用。

睛明穴位于目内眼角外一分处，鼻梁旁凹陷处。父母给孩子按摩时，当让孩子正立，轻闭双眼，然后用大拇指的指尖轻轻掐按鼻梁旁边与内眼角的中点，在骨上轻轻前后刮揉，有酸、胀、轻微刺痛的感觉为度，每天左右两穴位各刮揉一次，每次 2 ~ 3 分钟。

太阳穴

太阳穴很容易找，就位于眉毛末端与眼睛末端的连线中点向后一指宽的凹陷处，此穴对于孩子发烧感冒、惊风、头痛、目赤等症有防治作用。按摩方法为：用两大拇指按住两边穴位，轻轻推运，向眼睛的方向推运为补，向耳朵的方向推运为泻。每次按摩 2 ~ 3 分钟，以局部发热为度。

迎香穴

迎为"迎受"，香为"脾胃五谷之气"，迎香的意思就是"迎受五谷之气"，本穴接受来自胃经的气血，其中自然包括胃经的浊气。按摩本穴，能够治疗孩子易患的各种鼻症，如鼻腔闭塞、嗅觉减退、鼻疮、鼻内有息肉、鼻炎、鼻塞、鼻出血等；本穴配印堂穴、合谷穴，主治急慢性鼻炎；配四白穴、地仓穴可治疗面部神经麻痹、面肌痉挛；配阳陵泉可治胆道蛔虫病。

迎香穴位于鼻翼外缘中点旁、当鼻唇沟中间，父母给孩子按摩本穴，当让孩子正坐或仰卧，用双手食指的指腹垂直按压，以有酸麻感为度，每天早晚各按一次，每次按压 2 ~ 3 分钟。

水沟穴

水沟即人中，属督脉，位于人体上唇上中部，人中沟的上 1 / 3 与中 1 / 3 的交点，用指压时有强烈的压痛感。"水沟"的意思是指督脉的冷降水液在此循地部沟渠下行。按摩这个穴位，具有开窍清热、宁神志、利腰脊的作用，能治疗休克、昏迷、中暑、颜面浮肿、晕车、晕船、失神、急性腰扭伤等疾患；如果长期按摩，还可调理口臭、口眼部肌肉痉挛，并有效治疗癫狂、小儿惊风、中风昏迷、牙关紧闭、癔症等。

　　父母在给孩子按摩此穴的时候，当让孩子取正坐或仰卧，伸手放在孩子面部，五指朝上，手掌心向内，食指弯曲放在鼻沟中上部，用指尖按揉，以有刺痛感为度，两只手先左后右，每次各揉按1～3分钟，如果急救就用指甲掐按1～3分钟。

孩子常见穴位使用方法：腹部

　　我们孩子的腹部集中了任脉、肝经、肾经、胃经、脾经等多条经络，分布了近百个穴位，按摩此部位可起到保健养生的作用。所以，在日常生活中，父母也可不时为孩子按摩腹部的穴位，以维护孩子的健康。下面，我们就详细为天下的父母们介绍几个儿童常用的腹胸部穴位。

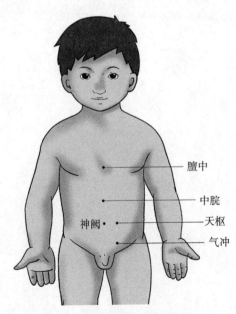

膻中

中脘

神阙·

天枢

气冲

腹部常见穴位

膻中穴

膻中穴位于胸部，当前正中线上，平第四肋间，两乳头连线的中点。此穴有调气降逆、宽胸利膈的作用，能够治疗支气管哮喘、支气管炎、咳嗽、气喘、胸痹心痛、心悸、心烦等疾病。

父母为孩子使用此穴，可让其仰卧，双手的中指轮流用力按揉孩子双乳的中点位置，每次按揉约在 2 ~ 3 分钟。

中脘穴

中脘穴位于上腹部，前正中线上，脐中上 4 寸处。它是四条经脉的会聚穴位，号称胃的"灵魂腧穴"，具有健脾和胃，补中益气之功。主治各种胃腑疾患。适宜绝大多数的胃及十二指肠疾病，如胃及十二指肠溃疡、慢性胃炎、萎缩性胃炎、胃下垂等，尤其对缓解胃痛和治疗消化不良十分有效。

父母可用摩揉法为孩子按摩此穴，即双掌重叠或单掌按压在中脘穴上，顺时针或逆时针方向缓慢行圆周推动。注意手下与皮肤之间不要出现摩擦，即手掌始终紧贴着皮肤，带着皮下的脂肪、肌肉等组织做小范围的环旋运动，使腹腔内产生热感为佳。操作不分时间地点，随时可做，但以饭后半小时做最好，力度不可过大，否则可能出现疼痛和恶心。

天枢穴

天枢是足阳明胃经的穴位，同时也大肠经募穴，是大肠经气血的主要来源之处，其位置向内对应的就是大肠，所以每天饭后按揉两侧天枢穴可以很好地改善胃肠蠕动，对于便秘的治疗极有帮助。除此之外，它对夏季中暑呕吐也有调理作用。

　　父母为给孩子使用本穴，可让孩子仰卧或正坐，用右手中间三指指腹垂直下按并向外揉压。每天早晚各一次，每次 2 ~ 3 分钟。

气冲穴

　　"气冲"的意思是说：此处穴位的气血物质是气，它的运行状况是冲突而行的。同时它又称气街、羊屎。所谓"气街"，是指此处穴的气强劲有力，循胃经通道运行较远，犹如长街一样，而"羊屎"则指此穴位外传之气坚实饱满。长期按压此穴，可治疗小儿腹痛、疝气等症；与气海配伍，可治疗肠鸣、腹痛。

　　本穴的具体位置在人体的腹股沟上方一点，即大腿根里侧，当脐中下约 3.5 寸处，距前正中线 1.5 寸处。父母为孩子按揉此穴，可先让孩子仰卧，用食指指腹点按，以有酸胀感为度，每天早晨按揉 2 ~ 3 分钟。

神阙穴

　　神阙就是我们常说的肚脐眼，在中医当中，它有"命蒂"之称。这是因为：首先，脐是胎儿从母体吸收营养的途径，向内连着人身的真气真阳，能大补阳气；其次，神阙穴发生异常变化，都可以借刺激神阙穴来调整，达到"阴平阳秘，精神乃治"的状态。中医认为脐腹属脾，所以本穴能治疗脾阳不振引起的消化不良、全身性的阳气不足，包括小儿腹泻、腹胀、腹痛、食积、疳积、肠鸣、吐泻等病。

　　父母为孩子按揉此穴可以有三种方法：用中指端或手掌揉，称揉脐；用指或掌摩，称摩脐；用大拇指和食、中指抓住肚脐抖揉，亦称揉脐。

孩子常见穴位使用方法：背部

　　儿童的背部有督脉与膀胱经两条经脉，经脉上有大椎、命门、肾俞、肺俞等数十个穴位，父母经常帮孩子按摩背部可以刺激这些重要穴位，可以起到通经活络、养心安神、调整各脏器的功效。在这里，我们就为父母们提供几个儿童背部常用大穴的使用方法。

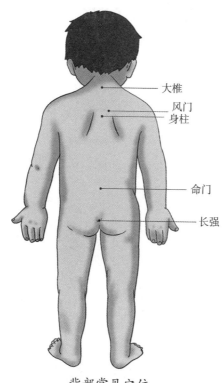

大椎
风门
身柱
命门
长强

背部常见穴位

大椎穴

大椎穴在后正中线上，第七颈椎棘突下凹陷中。可用于治疗颈肩部肌肉痉挛、颈椎病、落枕、感冒、疟疾、小儿麻痹后遗症、小儿舞蹈病、小儿百日咳等多种病症。长期按摩本穴，还可有效治疗体内寄生虫、扁桃腺炎、尿毒症等病。

父母为孩子使用此穴，须让孩子背坐或俯卧，大拇指指尖向下，用指腹或指尖按揉；或者屈起食指在穴位上刮，效果会更好。每次按揉 2 ~ 3 分钟。

风门穴

风门，属足膀胱经穴位，意指膀胱经气血在此化风上行。本穴在第二胸椎棘突下，旁开 1.1 寸处。按摩这个穴位，具有宣通肺气、调理气机的作用，可治疗各种风寒感冒发热、恶寒、咳嗽、支气管炎等疾病。除此之外，本穴还可治疗青春痘，并对头颈痛、胸背痛、荨麻疹、呕逆上气等病症有良好的保健和调理作用。

父母为孩子使用本穴，可让孩子背坐，头微微向前俯，用中指的指腹按揉穴位，每次左右两侧穴位各按揉 2 ~ 3 分钟，也可两侧穴位同时按揉。

身柱穴

身柱是督脉上的穴位，在人体后背部，当后正中线上，第三胸椎棘突下凹陷处。此穴对气喘、感冒、咳嗽、肺结核，以及因为咳嗽导致的肩背疼痛等疾患，具有特殊的疗效；长期按压这个穴位，还对脊背强痛、小儿抽搐、癔症、热病、中风不语等病症具有很好的调理和保健作用。

父母为孩子使用此穴，须让孩子背坐或俯卧，用中指的指尖揉按，以有刺痛感为度，每次揉按 3 ~ 5 分钟。如果父母手臂僵硬酸痛，可以先搓热双手，用单手的掌根之处揉按，效果相同。

命门穴

命门位于后背两肾之间，第二腰椎棘突下，与肚脐相平对的区域。按摩锻炼命门穴可强肾固本，温肾壮阳，强腰膝固肾气，延缓人体衰老。同时，还对阳痿、脊强、遗精、腰痛、肾寒阳衰、四肢困乏、行走无力、腿部浮肿、耳部疾病等症有良好的治疗作用。父母为孩子按摩命门穴，须让孩子俯卧在床，然后用大鱼际擦命门穴及两肾，以感觉发热发烫为度，然后将两掌搓热捂住两肾。另外，还以嘱咐孩子自己用背部对着太阳，意念太阳的光、能、热，源源不断地进入命门，每次为 5 ~ 10 分钟。

长强穴

长强位于尾骨尖端与肛门之中点凹陷处，为"督脉所起之源"，是保证人体气血升降循环的关键穴位，对于中气下陷证，如脱肛、痔疮、便秘等，都可以通过刺激长强穴来防治。

父母为孩子使用此穴，须先让孩子趴在床上，用大拇指按揉，每次 5 ~ 8 分钟，以穴位发热为度。

孩子常见穴位使用方法：上肢

我们孩子的上肢有很多保健穴位，父母可在闲暇的时候脚孩子自己进行按摩，这样既锻炼了孩子的动手能力，又有助于进一步保证孩子的健康。

这里，我们为父母们详细介绍几个儿童手部穴位的按摩方法。

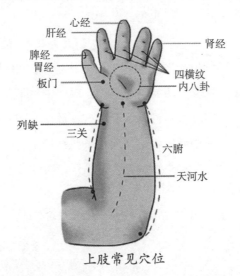

上肢常见穴位

肾经

肾经位于小指末节罗纹面，可用于治疗孩子的先天不足、肾虚腹泻、遗尿、虚喘、膀胱蕴热、小便淋沥刺痛等病。一般先天不足的孩子耳朵都比同龄的孩子小，所以如果自家的孩子耳朵小，父母可以经常为他按揉此穴。方法为：在孩子的小指面顺时针方向的旋转推动，这属于补法。另外，还可以让孩子小指伸直，由指端向指根方向直线推动，这属于泻法，可用于治疗孩子膀胱蕴热、小便淋沥刺痛等实证。

四横纹

四横纹就在食指、中指、无名指、小指掌侧靠近手掌的第一指间关节的 4 个横纹上。本穴常用于治疗孩子的疳积（以神萎、面黄肌瘦、毛发焦枯、肚大筋露、纳呆便溏为主要表现的儿科病证），还可以治疗孩子的腹胀、腹痛、气血不和、消化不良、惊风、气喘、口唇破裂等症。

父母为孩子按摩此穴，可用大拇指指甲掐揉，也可让孩子四指并拢从食指横纹处推向小指横纹处，前者称掐四横纹，为泄法，手者称推四横纹，为补法。

板门

板门实际上就是大鱼际，位于人体手掌正面拇指根部，下至掌跟，伸开手掌时明显突起的部位。本穴可治疗孩子食积腹胀、食欲不振、呕吐、腹泻、气喘、嗳气等症。

父母为孩子使用此穴有两种方法：用推法自指根推向腕横纹，称板门推向横纹；反之称横纹推向板门。每次须推 100 ~ 200 次方可见效。

内八卦

内八卦穴是小儿推拿中的临床常用穴位之一，具有宽胸利膈、理气化痰、行滞消食的作用。主要用于痰结喘咳、乳食内伤、腹胀、胀闷、呕吐等症。内八卦位于手掌面，以掌心（劳宫穴）为圆心，以圆心至中指根横纹内 2/3 和外 1/3 交界点为半径，画一圆，八卦穴即在此圆上。

父母为孩子按揉此穴，可以右手食、中二指夹住孩子的拇指，然后用拇指顺八卦旋转掐运，顺时针旋转称为顺运八卦，为补法；逆时针旋转称为逆运八卦，为泻法。

列缺

列缺很容易找到：两手虎口自然交叉，一手食指按在另一手的桡骨茎突上，食指尖到达之凹陷处便是。中医认为，列缺有涤荡乾坤的功能，不仅头部疾病，中下焦的问题，如尿潴留、小儿遗尿等也可以找列缺。列缺为肺部穴位，自然可以调节肺部不适，小儿肺炎、咽炎等都可以找它。

父母为孩子按摩，可用食指腹揉按，也可用食指的指甲尖掐按，注意力度不要过重。一般按摩须先左手后右手，每次按 2～3 分钟即可。

天河水

天河水位于孩子前臂正中内侧、腕横纹至肘横纹成一直线。本穴可治疗儿童发热、烦躁不安、口渴、口舌生疮、惊风等症。

父母为孩子使用此穴，可让孩子伸出手臂，用食、中二指从孩子的腕推向肘，每次可推 200～300 次，方可见效。

三关

三关在孩子前臂靠大拇指那一条直线。中医一般用此穴治疗孩子的气血虚弱、病后体弱、阳虚肢冷、腹痛、腹泻、斑疹白痦、疹出不透、感冒风寒等病症。父母为孩子使用此穴一般用推法，即用大拇指或食中指指面从腕推向肘，称为"推三关"，一般每次推 200～300 次方可见效。

99

六腑

六腑位于于前臂靠小指侧，由肘尖至腕部的一条直线。中医常用其治疗孩子高热、烦渴、惊风、鹅口疮、木舌、重舌、咽痛、腮腺炎、大便秘结等症。

父母为孩子使用此穴，可用大拇指面或食中指面自肘推向腕，称"推六腑"。一般推 200～300 次方可见效。

孩子常见穴位使用方法：下肢

我们孩子的腿和脚上分布着六条经络，它们是肝经、肾经、膀胱经、胆经、胃经、脾经，以及几十个穴位。平时，父母可以经常为孩子按摩这些穴位。这里，我们为各位父母选择了几个较为常用的下肢穴位的按摩方法加以介绍，希望可以帮助各位家长尽快学会，并为孩子经常按摩。

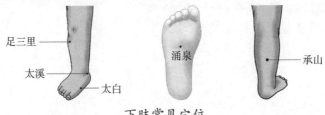

足三里
太溪
太白
涌泉
承山

下肢常见穴位

足三里穴

足三里位于膝盖边际下三寸，被视为"人体第一长寿穴"。经常刺激足三里穴，可使胃肠蠕动有力而规律，并提高多种消化酶的活力，增进食欲，帮助消化；可以改善心脏功能，调节心律，增加红细胞、白细胞、血色素和血糖量；对垂体—肾上腺皮质系统有双向良性调节作用，并能提高机体防御疾病的能力。

另外，按揉足三里穴能预防和减轻多种消化系统的常见病，如胃十二指肠球部溃疡、急性胃炎、胃下垂等，解除急性胃痛的效果也很明显，对于呕吐、呃逆、嗳气、肠炎、痢疾、便秘、肝炎、胆囊炎、胆结石、肾结石绞痛，以及糖尿病、高血压等，也有很好的防治作用。

101

父母用手或按摩锤为孩子经常按揉敲打此穴，每次 5 ~ 10 分钟，做到使足三里穴有一种酸胀、发热的感觉即可。

太溪穴

太溪穴位于足内侧，内踝后方，内踝尖与跟腱之间的凹陷处。按摩此穴重在补肾，绝大多数肾脏疾病，如慢性肾功能不全、慢性肾炎、糖尿病肾病等都可以找此穴帮忙。特别是对患有慢性肾病，同时表现为浮肿、腰酸腿冷、浑身乏力的患者效果最为明显。

父母为孩子使用此穴，可拇指按揉，也可以使用按摩棒或光滑的木棒按揉，用力应柔和，以感觉酸胀为度，不可力量过大以免伤及皮肤。每次按摩 2 ~ 3 分钟。

太白穴

太白穴位于足内侧缘，当第一跖骨小头后下方凹陷处，是足太阴脾经的原穴。中医认为，脾主肌肉，当人突然运动时，会导致脾气一下子耗费过多，使肌肉内部气亏，而按摩脾经原穴太白，可以调理疏通经气，迅速消除肌肉酸痛的症状。

小孩白天运动过度，肌肉酸痛，父母就可以为他按摩这个穴位，方法可手食指点按，也可用拳头或保健的小锤敲击，力度适中，一般 3 ~ 5 分钟即可见效。

涌泉穴

涌泉，顾名思义就是水如泉涌。水是生物体进行生命活动的重要物质，水有浇灌、滋润之能。中医经络学说认为，人体穴位的分布结构独特，功用玄妙。人体肩上有一"肩井"穴，与足底涌泉穴形成了一条直线，二穴是"井"有"水"上下呼应，从"井"上可俯视到"泉水"。有水则能生气，涌泉如山环水抱中的水抱之源，给人体形成了一个强大的气扬，维护着人体的生命活动。经常按摩此穴，有增精益髓、补肾壮阳、强筋壮骨之功，并能治疗昏撅、头痛、休克、中暑、偏瘫、耳鸣、肾炎、阳痿、遗精等多种疾病。

涌泉的正确位置是在足底，当足趾向下卷时足前部的凹陷处，约相当于足底二、三趾趾缝纹头端与足跟连线的前 1/3 与后 2/3 交界处。父母为孩子使用此穴，可让孩子端坐在床，用大鱼际来回搓摩脚掌，以感觉发烫发热为度，搓毕，再用大拇指指肚点按涌泉 50 下，以感觉酸痛为度。每天晚上睡觉前按摩，左右脚各按一次。

承山穴

承山穴是位于人体小腿后面，腓肠肌两肌腹之间的凹陷顶端，左右小腿各一穴。"承"指承接，"山"指山路，其所处位置形如山谷，因而得名。承山穴属于足太阳膀胱经，有疏通经络、散热通积的功效，对治疗痔疮、肛裂、下肢疼痛麻木、肩周炎、无器质性病变的便秘都有很好的疗效，尤其对于小腿抽筋，疗效非常明显。

承山穴找起来很方便，顺着小腿后面往下推，肌肉变薄处或者感觉到一个尖儿的地方就是。孩子小腿抽筋时，可先让孩子以轻松的坐姿坐在椅子上，父母以大拇指稍用力点按患腿的承山穴，用力稍大，力达肌肤深层，接着按顺、逆时针方向旋转揉按各60圈；然后，大拇指在承山穴的直线上下擦动数下，令局部皮肤有热感；最后，以手掌（虚掌）拍打小腿部位，使小腿部位的肌肉松弛。几分钟甚至几秒钟后，小腿转筋症状即可消失。

第四章

这样做孩子就能少生病

—— 小儿推拿日常保健操

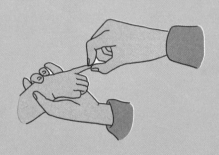

发烧、感冒、呕吐、腹泻、肥胖都是很多孩子的常见病症，而这些疾病的发生归根结底还是宝宝的抵抗力差，身体虚弱，自然六邪易侵袭。如果父母们能够学会小儿推拿日常保健操，常给孩子进行推拿，就可以使孩子气血平和，抵抗力增强，告别亚健康体质。

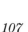

脾胃保健操：增强宝宝免疫力

一般来讲，小孩子的脾胃都会很弱，会经常性地出现呕吐、发热、拉稀等症状。从生理角度来说，这很正常，因为小孩子的五脏六腑正处于生长发育的状态，需要消耗大量的营养物质，脾胃都承受着很大的压力，非常容易发生脾胃功能失调的状况。然而，脾胃是人的后天之本，也就是说，人是需要依靠后天调养来进行滋补的。小孩子身体敏感，用药不当的话反而会对孩子造成伤害，所以用药应慎重，从内在进行调养会比较好。

脾胃的问题当然是由脾胃自己来解决为好，不在于看多少医生，吃多少药。大多数健脾药都有清热的作用，经常服用容易伤害脾胃，正所谓"冰冻三尺，非一日之寒"，给宝宝养脾胃还得慢慢来，走捷径只会反受其害，在此向家长们推荐一套脾胃保健操，如果宝宝脾胃较弱的话，可以多做一下。

一般情况下，在饭后1个小时的时候做脾胃保健操会比较好，坚持进行，不用两个小时的时间，便可以让孩子由开始病恹恹的状态变得生龙活虎起来。

脾胃保健操的具体做法如下：

1. 补脾经：旋推拇指末节指腹200～300次。

2. 揉中脘：甩掌心或者是四指顺时针方向摩腹5分钟，用中指按揉肚脐眼上 4 寸的中脘穴 5 分钟。

3. 按揉足三里：对双侧的足三里穴进行按揉，各持续 1 分钟。

4. 捏脊：先对脊柱及其两侧进行 3 ~ 5 遍按揉，然后再轻轻提脊柱两侧的皮肤，重复进行 5 ~ 7 遍。

这套操每天可以操作 1 遍，10 天为一个疗程。

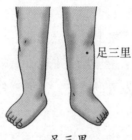

足三里

足三里

在日常生活当中，父母还要注意不可以乱给孩子吃东西。想要调节孩子的脾胃的话，首先要看孩子爱吃甜的还是咸的。比如煮甜粥的时候，粥里就可以放上莲子、山药、红枣、薏仁米之类的食物。也可以煮咸粥，在米里放上一些精肉、山药和大白菜。此外，还有一个很好的开胃良方，那就是给孩子喝一碗山药粥，它最大的特点是含有大量的粘蛋白，能够起到润滑和滋润的作用，是一味很好的平补脾胃的食物。如果孩子吃腻了粥，还可以把山药做成馅包进包子、饺子、馄饨里换换花样。

平时，父母还应该注意要对孩子进行特别的护理，喂饭的时候不要喂太多，孩子不吃时不要勉强其进食，能吃多少就吃多少，避免引起伤食，同时还要注意多给孩子喂水。此外，在给孩子添加辅食时，脾胃虚弱的孩子要比一般的孩子晚加半个月左右，开始可以先加一些米汤、米粥和米粉，然后再加蛋黄以及其他的。

通便经络操：召回宝宝体内正气

很多年轻的父母可能都遇到过这样一个问题：当孩子到了一个完全陌生的环境中，或者是饮食突然改变，比较单一的时候，就会有好几天不解大便。这个问题虽说不是什么大问题，但是也确实是挺让人着急的。

究其根本原因，便是因为小儿为稚阴稚阳之体，很容易便会被伤及到正气，所以，一旦小儿便秘的话，就非常难用大人的药或者是治疗方法来对其进行改善，幸好有通便经络操，父母可以用这套按摩操来将正气再次送还给孩子。

事实上，宝宝的便秘，是分为实秘和虚秘两种情况的。

先来说说实秘。实秘宝宝的大便呈干结状，经常会出现口干口臭或者是有嗳气的现象，小便不仅黄而且少。这种情况便是属于东西吃多了，肠胃积聚了太多的热量而造成的，这时候可以先清大肠300次，由虎口直推向食指端；然后再对足三里穴进行大约3分钟的按揉。

而那些患有由气血虚弱所致的便秘，也就是虚秘的孩子一般表现为说话声音小，有气无力等等。这是因为身体血气虚损不能滋润大肠而造成的。所以我们可以从胃经着手，用右手拇指从小孩大拇指掌面第2节，即胃经点推向掌心，推100次左右；然后补脾经 300 次，即在孩子的拇指指腹上进行旋转按摩。

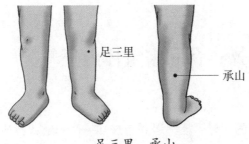

足三里、承山

通过这种方式来治疗小儿便秘具有很好的效果，一般情况下，连续推 3 次小儿就能够解下大便。不过需要提醒大家的是，按摩之前要在按摩位置涂上婴儿油或者是爽身粉，这样可以起到润滑作用，宝宝的皮肤可以受到保护，不至于被弄伤。

如果你一时间无法判断孩子是实秘还是虚秘的话，那么便可以采用一种治疗便秘时通用的按摩方法。就是在孩子出现便秘后按揉阳池穴、推按承山穴，并按揉腹部，这样就可以缓解孩子的便秘症状。

阳池穴是治疗便秘的主要穴位，位于孩子腕背横纹上，前对中指、无名指指缝，具有温肾补阳的作用，用拇指在此穴位上进行旋转按揉，持续进行 1 ~ 2 分钟，力度要稍微大一些，进行较强的刺激，便会具有很好的通便作用。

承山穴则位于腿肚，当伸直小腿和足跟上提时腓肠肌两肌腹之间凹陷的顶端处。按摩此穴位需要自下而上直推 50 ~ 100 次，能够通经络、辅助排便。

在推摩腹部的时候，要用指腹在腹部进行顺时针方向的旋转快摩，直至感觉到腹部发热、变软即可停下。一般 1 天按摩 1 次，5 天为一疗程，便秘急性期按摩 1 ~ 2 次即可见效。

　　当然，想要预防孩子便秘，最为重要的还是要让孩子养成良好的排便习惯，每天按时坐盆排便，这才是治本的方法。同时，在饮食方面，父母要注意改变单一的饮食结构，让孩子多吃一些蔬菜及粗纤维食物。满周岁的孩子可以适当吃一些香蕉、红薯等润肠食品，避免进食辛辣刺激性或者是难以消化的食物。

攒竹、坎宫按摩操：增强体质灭邪火

发热是孩子的多发病、常见病，是以孩子的体温异常升高为主要症状。但也有些孩子体温正常而用手触摸体表有灼热感，或伴有头痛、鼻塞、流涕、嗓子疼等症状，家长也应该注意。

孩子发热主要有三个原因：外感发热，就是指感冒而言；肺胃实热，即胃有积食伤害或者长期便秘；阴虚内热，孩子体弱病多，久病伤阴，导致阴虚发热。

外感发热的发病原因是由于孩子体质弱，抵抗环境能力不足，加之冷热不知调节，家长护理不周，易被风寒所侵，风寒侵袭体表，破坏孩子自身的免疫功能导致发热。所以外感发热是最常见的孩子发热。

无论是外感发热还是内伤发热，其本质都是孩子的身体虚弱，没有足够的抵抗力。所以说，如果想要防止孩子出现发热的症状，首先要做的便是增强孩子的体质。

采用推拿的方式可以有效提升孩子的体质，不过要格外注意的是，要准确地分辨孩子的发热是由于风寒侵犯还是风热侵犯的。要根据不同的症状，采取不同的推拿方法。

发现孩子发热就应该立即使用这个基础疗法，也就是常例，包括开天门（攒竹）、推坎宫、推太阳、按总筋、分阴阳。清脾经 250 次，清肝经 200 次，清心经 100 次，清肺经 300 次，推三关 90 次，推六腑 30 次，按肩井 2 ~ 3 次。

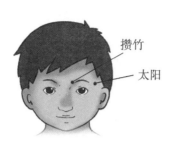

攒竹

太阳

攒竹

风寒引起发热的症状：孩子会出现头痛、全身疼痛、怕冷、无汗、鼻塞、流涕、咳出的痰液稀薄、舌苔薄白、食指脉络鲜红等症状。治疗基础推拿疗法加上掐二扇门、拿风池穴 4 ~ 5 次。

风热引起发热的症状：孩子会出现微微汗出、口干、嗓子疼、流黄鼻涕、舌苔薄黄、食指脉络红紫等症状。基础推拿疗法加推脊柱 10 次、推天河水 10 次。

有一些孩子会出现饮食的不好，或者是食积或者是不消化，都会造成肺胃功能郁阻而化热。大多数的症状都是孩子高热并且便秘三天以上，伴有面红、气促、不想吃东西、烦躁哭闹、口渴而不想喝水、舌红苔燥、指纹深紫的症状，这是肺胃实热的表现。清脾经 400 次，清肝经 300 次，清心经 250 次，清肺经 350 次，补肾经 200 次，清大肠 120 次，水底捞明月、推天河水各 20 次，按肩井 2 ~ 3 次。

如果孩子体质弱、先天不足、后天营养失调、久病伤阴都可能导致肺肾不足、阴液亏损，引起日久发热不退。孩子发热时间在中午过后，而且手脚都很热，身体瘦小，夜间睡觉出汗，食欲减退，舌红苔剥，食指脉络淡紫。以基础的疗法再加上补脾经300次，清肝经250次，清心经200次，补肺经350次，补肾经400次。揉上马、清天河水、按揉涌泉各80次，按中脘90次按揉内劳宫100次，按肩井2～3次。

　　在日常生活当中，有些家长用手摸一摸孩子的头，感到皮肤发烫，就认为孩子是发烧了。还有些家长认为，只要孩子的体温超过37℃就是生病了。其实，这种认识并不是完全正确的。孩子的体温在某些因素的影响下，常常可能出现一些波动。比如在傍晚时，孩子的体温往往比清晨高一些。孩子进食、哭闹、运动后，体温也会暂时升高。衣被过厚、室温过高等原因，也会使体温升高一些。这种暂时的、幅度不大的体温波动，只要孩子一般情况良好，精神活泼，没有其他的症状和体征，一般不应该认定为生病。

穴位增高操：让"小萝卜头"也能长高

如果孩子在长身体的时候发育不好，长得慢的话，最发愁的恐怕就要属家长了。为了能够让孩子长得又高又壮，有些家长便会让孩子试用不少的增高类产品，但是却非常难见效果。还有的家长在三餐的烹调上加倍用心，给孩子吃大量的鸡、鱼、肉、蛋，结果孩子个头没长多少，腰围倒是上去了。这从某种意义上来说，也是孩子体质不好的一种具体表现。

所以说，如果想要让自己的孩子长高个儿的话，首先要做的便是要增强孩子的体质，促进其生长发育。其实，让孩子长个子的"天然药库"就在他们自己身上，找到涌泉、足三里和三阴交三个穴位，将它们搭配起来使用就是令小孩增高的独家秘诀。

为什么对这三个穴位进行按揉可以很有效地令孩子增高呢？从中医的观点来看，儿童身高增长缓慢或者长不到正常的高度，主要是由两个原因造成的：一个是脾胃虚弱，气血不足，营养得不到很好的供给，就会升发无力；另外一个则是肝肾郁结，全身的气血不畅通，结果也会导致升发不畅。

对于这个问题，最好的解决办法就是父母从疏通经络、活跃气血两个重要的方面着手，积极调动孩子的身体潜能、改善孩子的脏腑功能，才可以从根本上解决问题。上面说的这套方案完全

116

符合这些"药理"，而且要比许多药都灵得多。

在晚上睡觉之前，给孩子按揉涌泉穴大约 80 次；然后再按揉足三里穴大约 100 次；最后是三阴交穴，按揉大约 80 次。

另外，想要让孩子长高的话，还有很重要的一点便是不能够忽视孩子的体格锻炼，这也是令孩子长高的重要条件之一。现在很多父母都忙于各自的工作，很少能够腾出时间来督促孩子们进行日常运动，其实，科学的锻炼才是孩子长高的催化剂，有时间的话，父母可以陪他们打打羽毛球、篮球，跳跳绳等，最好是多进行一些以下肢运动为主的锻炼，这样对于孩子的身高增长是非常有帮助的。

除去上面所提到的之外，让小孩脱掉鞋子，光着脚丫子走路也是一个非常好的促进孩子长高的办法。因为脚底密集着很多的经络，赤脚行走可以刺激到很多相关的穴位，促进孩子身高增长。建议每周可以让孩子赤脚锻炼 1 ~ 2 次，每次进行 15 分钟，这样持之以恒进行下去，必然会对身体骨骼的发育产生有益的影响。

按揉减肥操：告别不健康的肥胖症

现在生活水平提高了，在人们身边的小胖墩也越来越多了。得了肥胖症的孩子的食欲非常好，饭量也大；喜欢吃甜的或者是肥腻的食品；而进食蔬菜则较少，常不爱运动。这些孩子一般都会出现暴饮暴食，太过安逸的情况，所以导致肥胖。孩子的这种肥胖，是一种不健康的表现。想要让孩子告别亚健康，健康成长，就一定将其身上的肥肉减掉。

外面卖的减肥产品，千万不要轻易给孩子用，因为孩子的身体还没有发育完全，如果因为这个造成疾病，就得不偿失了。在这里向大家推荐按摩法，因为这是自然疗法，没有任何药物的介入，安全而且有效。

按摩的时候首先要用开攒竹、推坎宫、推太阳、按总筋、分阴阳等方法。补脾经 250 次，清肝经 250 次，清心经 150 次，补肺经 200 次，补肾经 100 次，摩中脘 5 分钟，揉双侧天枢穴 200 次。以双手的大拇指、食指、中指稍用力提捏脐上、脐下两部位的肌肉组织，拿起时可加捻压动作，放下时动作应缓慢，反复操作 10 ~ 20 次。按揉足三里、点按丰隆穴各 200 次，揉脾俞、胃俞至发红为止，按肩井 2 ~ 3 次。如果孩子还有便秘的问题，加推下七节骨 300 次，揉长强 1 分钟。

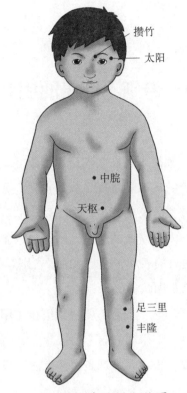

按揉减肥操穴位图

也可以每天进行足部的按摩。首先用温水泡脚，然后用手按揉整个脚掌，让肌肉放松下来。然后重点刺激甲状腺反射区，最后选择肝经的大敦穴和公孙穴，因为这两个穴位对调节食欲，以及食物的消化吸收有比较好的作用。整个按摩过程并不需要太久的时间，一般在十五分钟到二十分钟之间就可以了。

产生肥胖的原因，除了家族遗传倾向、药物导致的以外，最

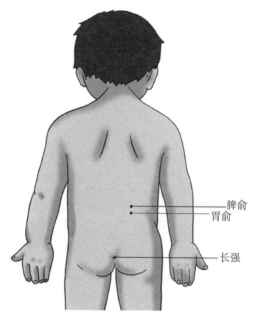

脾俞

胃俞

长强

按揉减肥操穴位图

常见的就是收支不平衡。也就是说摄入的能量太多，而消耗的远比摄入的少，这样人体就自动把能量转化为脂肪贮存起来，从而引发肥胖。所以，要想控制体重，就得从摄入和消耗两方面入手。

家长们应认识到孩子肥胖绝对不代表身体健康强壮。在孩子还小的时候，不要认为孩子哭闹就是饿了，就随时随地喂食。而对于一些食欲旺盛的孩子应挑选含热量较少的食物，如蔬菜瓜果等，尽量避免油腻甜食、盐分较多以及油炸的食物。

最重要的是应该鼓励孩子坚持进行体育锻炼，最初可以采取散步慢跑等强度不高的活动，之后逐渐增加运动量，并要延长运动的时间。这样是科学有效的减肥方法，既可以让孩子在不知不觉中减掉体重，还能避免吃一些减肥药等引起的不适。

也有很多人的肥胖是因为遗传的因素或者是家庭的生活饮食习惯造成的，所以没有必要因为饭量很大，或者身体比较健壮就觉得是肥胖。平时的时候，可以采用按压足部的甲状腺反射区来进行调节，身体自然会安排最合适的方式，达到平衡的状态。

脾寒、心热祛除操：从此小儿不夜啼

　　有人说"孩子在睡梦中成长"，但是大多数孩子无法安睡到天亮，这其中有饥饿的原因，但也不尽如此。孩子夜啼不止，不仅会使父母疲惫不堪，更重要的是会影响孩子的生长发育。坚持给夜啼的孩子做按摩治疗，保证孩子踏踏实实一觉睡到天亮，父母很快就能脱离苦海了，而且孩子也能生长得更健康。

　　夜啼多见于3个月以内的幼小婴儿，按照症状可以分为一下的四种情况：脾寒、心热、惊吓、食积。要想改善孩子夜啼的症状，首先要做的便是要去脾寒，清心热。

　　脾寒的发病原因一般是由于孕妇身体虚寒，或者怀孕时调养不当，导致胎儿出生后禀赋不足，或者由于孩子腹部受寒，冷气积聚，夜属阴，脾也属阴，所以，孩子入夜因腹中疼痛而啼哭，属于脾寒的表现。这样的孩子一般啼哭声弱、手脚冰凉、吃得少而便溏、腹痛时身体缩成一团、喜欢用双手按着腹部、面色发青发白、唇舌淡白。

　　在治疗脾寒时，先清脾经300次，再补脾经100次，清肝经250次，清心经200次，补肺经150次，补肾经100次，揉按小天心100次，清大肠200次，揉板门60次，捏脊6～8次，摩腹100次，揉中脘（消导法）、揉脐各100次，推下七节30次，按肩井 2 ~ 3 次。

心热的孩子一般哭声响亮，面红目赤，烦躁不安，喜欢仰卧，怕见灯光，大便干，小便黄。这多是由于妈妈在怀孕的时候或者哺乳期喜欢吃辛辣油腻食物，热郁积在体内，孩子喝了母亲的乳汁，火热之气侵入孩子心脾，扰乱心神，引起烦躁啼哭。

治疗心火旺的孩子，要清脾经 300 次，清肝经 250 次，清心经 150 次，清肺经 200 次，补肾经 150 次，推后溪 200 次，水底捞明月、按摩小天心各 100 次，按肩井 2 ~ 3 次。

孩子形体稚嫩，智慧未充，心气怯弱，如果看见异常的东西，或者听见异常的声响，可能会使孩子受到惊吓。惊则伤神，恐则伤志，致使心神不宁，所以在睡眠中发生惊啼。一般啼哭声惨而急促，面色多泛青，恐惧表情，心神不宁，时睡时醒，喜欢家长抱着入睡，是由于惊恐引起的夜啼。

治疗手法为补脾经 200 次，清肝经 300 次，清心经 350 次，补肺经 100 次，补肾经 150 次，按揉小天心 100 次，按揉精宁 80 次，按肩井 2 ~ 3 次。

食积也可引起夜啼，如果孩子进食不消化，胃胀腹痛，晚上自然睡不安宁。这时会伴有厌食吐乳、腹胀腹痛，嘴里常常泛酸水，口臭，大便臭秽等症状。

治疗脾寒时，先清脾经 300 次，再补脾 100 次，清肝经 250 次，清心经 200 次，补肺经 150 次，补肾经 100 次，揉按天心 100 次，揉板门 60 次，清大肠 200 次，捏脊 6 ~ 8 次，摩腹 100 次，揉中脘、揉脐各 100 次，推下七节 30 次，按肩井 2 ~ 3 次。如果腹胀积滞去除了，则脾经只补不清，中脘消导法改为调中法，减七节，连推 2 ～ 3 次即可。

　　在平时，父母要注意从以上几个方面预防，如避免让孩子受惊，喂养孩子要有节制，定时定量，以防食积。还要培养孩子按时睡觉的良好习惯。

　　总之，孩子健康的身体要以良好的规律的生活习惯为前提，这需要家长从小就悉心培养，这对孩子和家长来说都有好处。

气血养生操：补气养血，提高抵抗力

太渊，太，大并达到极至的意思；渊，深涧、深洞的意思，此处是指穴位的形态。这个穴位的名称来自于从类似的角度描述穴位在微观下的形态特征，指肺经水液在这个地方散化成为凉性水湿。因为此处穴位在手内横纹的凹陷处，经水的流向是从地之天部流向地之地部的，就如同经水从山的顶峰流进地面深渊的底部，所以叫做太渊穴。

太渊又叫做太泉，为的是避唐高祖的名讳。该穴位属于手肺经经脉上的穴道。手掌心朝上，腕横纹的桡侧，大拇指立起时，有大筋竖起，筋内侧凹陷处就是这处穴位。

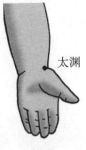

太渊

中医认为，该穴位能够治疗气血不足、无脉症，且对流行性感冒、咳嗽、支气管炎、气喘、胸痛、咽喉肿痛等具有良好的疗效。

此外，如果父母长期为患有失眠、腕关节及周围软组织疾病、肋间神经痛等病症的孩子按摩此穴位，可以起到很好的治疗效果。

所以，如你的孩子气血不足的话，你可以适当为其按摩太渊穴，可以起到很好的改善效果。具体的按摩方法如下：

1. 先让孩子正坐着，手臂前伸，手掌心朝上，太渊穴就位于孩子的手腕横纹上，拇指的根部。

2. 父母的手掌轻轻握住孩子的手，大拇指弯曲，用大拇指的指腹和指甲尖垂直方向轻轻掐按孩子的太渊穴，直到孩子有酸胀的感觉为止。

3. 父母分别为孩子按摩左右两手的太渊穴，每次按摩 2~3 分钟即可。

天池按摩操：让孩子全身焕发活力

天池，"天"，天部的意思；"池"，储液之池。该穴名意指心包外输的高温水气在此处穴位冷凝为地部经水。这个穴位在乳头外侧，乳头为人体体表的高地势处，因此，这个穴位也位于高地势处，即天部。穴内物质又是心包经募穴膻中穴传来的高温水气，到达本穴后散热冷降为地部经水。

本穴气血既处高位又为经水，所以名"天池"，也称"天会穴"。"天会"的意思是指心包经外输的高温水气在此会合。天池属手厥阴心包经经脉的穴道，位于人体的胸部，腋下2.2寸，乳中穴0.7寸处。

中医认为，长期按压天池穴对心脏外膜炎、脑充血、腋腺炎、肋间神经痛、目视不明、咳嗽、热病汗不出等病症，有很好的调理和保健作用。除此之外，按摩该穴位，还能有效缓解胸闷、心烦、气喘、胸痛、腋下肿痛、疟疾等症状。

所以，当你发现你的孩子很容易疲乏倦怠，就要注意了，要防止其心脏出现问题。千万别误把这种症状归咎为孩子睡眠不足，并让孩子多睡觉休息，好让孩子在睡后精神起来。只要孩子有如上不适症状，作为父母的你就可以试着给孩子按压天池穴看看效果，或许能够使情况得到好转。具体的按摩方法如下：

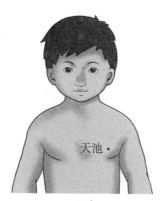

天池

1.先让孩子正坐或仰卧，父母举起双手，掌心朝向孩子的胸前，四指相对，用大拇指的指腹向下垂直按压孩子乳头外一寸的穴位处，直到孩子感觉到酸痛为止。

2.为了使孩子更快焕发活力，父母可以早晚各为孩子按摩此穴位一次，长期坚持一定可以取得不错的效果。

足三里按摩操：让孩子身体更强壮

　　足三里是足阳明胃经的主要穴位之一，是胃脏精气功能的聚集点，因为主治腹部上、中、下三部之症，所以叫做"三里"；又因为此穴位于人体下肢，为了和手三里相区别，所以叫做"足三里"。该穴位具体位于小腿前外侧，当犊鼻穴下 2.2 寸，距胫骨前嵴一横指（中指）处。

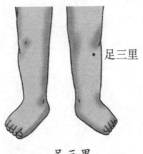

足三里

　　中医认为，经常给孩子按摩足三里穴能够理脾胃、调气血、补虚弱，防治肠胃疾病，对胃肠虚弱、胃肠功能低下、食欲不振、羸瘦、腹膜炎、肠雷鸣、腹泻、便秘、消化吸收不良、肝脏疾患、胃痉挛、急慢性胃炎、口腔及消化道溃疡、急慢性肠炎、胰腺炎、腹水膨胀、肠梗阻、痢疾、胃下垂等，都具有很好的疗效。此外，父母如果能够长期坚持为孩子按摩此穴，对于胸中淤血、胸腹胀满、脚气、眼疾等病症，也具有很好的治疗效果。

　　所以，如果你希望孩子更强壮，不受上述疾病的侵袭，就要适当为其按摩足三里穴。具体的按摩方法如下：

　　1. 先让孩子正坐着，膝盖弯曲成 90°。

　　2. 孩子手部除大拇指外，其余四指并拢，放在孩子外膝眼直下四横指处。

　　3. 父母用中指的指腹垂直用力按压，直到孩子感觉酸痛为止。

　　4. 坚持每天早晚各为孩子按摩一次，每次按摩二三分钟即可。

第五章

咳咳咳！别让咳嗽伤了肺
——小儿推拿轻松治疗宝宝呼吸道疾病

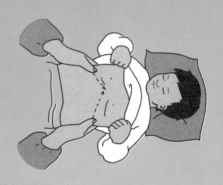

一到天气骤变或是有流行病毒入侵时，孩子们总是最先遭殃的一类，每到这种时候儿科医院总是人满为患，而所患病症也是以呼吸道疾病为主。其实，遇到这种情况，父母们一定要掌握几种常见病症的推拿方法，有病治病，无病防身，减少孩子的痛苦。

感冒

小儿感冒发烧找大椎

大椎，大指高大，椎指脊椎骨。"大椎"的意思是指手足三阳的阳热之气由此处汇入本穴，并与督脉的阳气上行头颈。本穴物质一为督脉陶道穴传来的充足阳气，二为手足三阳经外散于背部阳面的阳气，穴内的阳气充足满盛，如椎一样坚实，所以叫做"大椎"，也叫做"百劳穴"、"上杼穴"。"百劳"是指穴内气血为人体各条阳经上行气血汇聚而成。"上杼"是指穴内气血为坚实饱满之状。

该穴位位于人体背部正中线上，第七颈椎棘突下凹陷中。

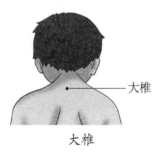

大椎

中医认为，按摩大椎穴，有解表通阳、清脑宁神的作用，还能够治疗感冒发烧、肩背痛、头痛，咳嗽、气喘、中暑、支气管炎、湿疹、血液病等疾病。

134

所以，现实生活中，不管孩子是得了风寒感冒，还是由于其他原因而发烧，父母都会担心孩子"烧"伤了，甚至留下后遗症。其实，此时父母可以适当帮孩子按摩大椎穴，这样能够令孩子很快退烧。按摩方法如下：

1.先让孩子背坐或俯卧，父母把手放在患儿背后正中线，第七颈椎棘突下凹陷中，即大椎穴位。

2.大拇指的指尖向下，用指腹或指尖揉按穴位，直到孩子感觉酸胀为止。

3.两侧穴位先左后右，每次各揉按2~3分钟。

4.帮孩子按摩此穴位是，父母也可以准备一块刮痧板，用来刮擦穴位，效果会更好。

按摩风府，缓解孩子感冒头疼

风府，风，穴内气血为风气；府，府宅的意思；"风府"是指督脉之气在此吸湿化风。本穴物质为哑门穴传来的天部阳气，至本穴后，此气散热吸湿，并化为天部横行的风气。本穴为天部风气的重要生发之源，所以名"风府"，也称"舌本穴"、"鬼穴"。

该穴位属督脉穴，位于人体的后颈部，当后发际正中直上0.7寸，枕外隆凸直下，两侧斜方肌之间凹陷处。

中医认为，按摩这个穴位，不仅可以治疗头痛、眩晕、暴瘖不语、咽喉肿痛、感冒、发烧，而且对癫狂、痫症、癔症、中风不语、悲恐惊悸、半身不遂、眩晕、颈项强痛、目痛、鼻出血，都具有显著地疗效。

135

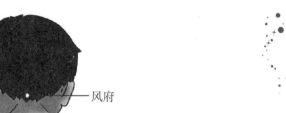

风府

所以，现实生活中，如果孩子不小心患上了风寒感冒、头痛时，父母可以适当为其按摩风府穴。按摩方法如下：

1. 先让孩子背坐或俯卧，父母两只手伸到孩子颈后，放在孩子后脑处。

2. 父母手掌心向头，扶住孩子的后脑勺，左手在下，四指的指尖向头顶，大拇指的指尖向下按住穴位，右手在左手上，右手大拇指的指腹按在左手大拇指的指甲上。

3. 父母双手的大拇指从下往上用力揉按，直到孩子感觉到酸痛为止。

4. 父母用左右两手的大拇指轮流为孩子按摩此穴，先左后右，每次揉按 2~3 分钟即可。

常掐少商，预防流行性感冒

少商，少，阴中生阳的意思。中国古代的五音六律，分宫、商、角、徵、羽。在中医上，"商"属肺经之根，所以叫做"少商"。

该穴位属于手肺经经脉上的穴道，在拇指的桡侧，距离指甲角约一分处。

中医认为，遇到流行性感冒、腮腺炎、扁桃腺炎或者小儿惊风、喉部急性肿胀、呃逆等，都可以用"少商穴"来调治。此外，按摩此穴位可以开窍通郁，治疗小儿食滞吐泻、唇焦、小儿慢性肠炎等。此外，现代临床医学还证明，此穴位可以治疗一些呼吸系统疾病，如支气管、肺炎、咯血等。

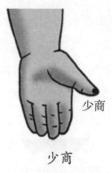

少商

所以，为了避免孩子患上了流行性感冒，你不妨经常为其按摩少商穴，这样可以帮助孩子防治感冒。具体的按摩方法如下。

1. 先让孩子将大拇指伸出。

2. 父母用一只手的食指和中指轻轻握住孩子的大拇指。

3. 父母大拇指弯曲，用指甲的甲尖垂直按摩此穴位，直到孩子有刺痛的感觉为止。

4. 父母依次掐按孩子按摩左右两手上的少商穴，每次各按摩2~3分钟即可。

风门，让孩子感冒破"门"而出

风门，"风"，言穴内的气血物质主要为风气；"门"，出入的门户。该穴名意指膀胱经气血在此化风上行。本穴物质为膀胱经背俞各穴上行的水湿之气，至本穴后吸热胀散化风上行，所以叫风门。风门穴也叫做"热府"、"背俞"，本穴物质为背俞各穴传来，性湿热，与小肠经气血同性，故为手足太阳之会。

风门穴属足太阳膀胱经穴，位于人体背部，当第二胸椎棘突下，旁开 1.5 寸。

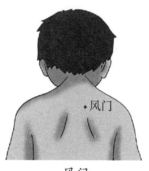

风门

中医认为，按摩这个穴位，不仅可以宣通肺气、调理气机，而且能够有效治疗各种风寒感冒发热、恶寒、咳嗽、支气管炎等疾病。此外，按摩此穴位对预防感冒、头颈痛、胸背痛、荨麻疹、呕逆上气等病症，都具有很好的保健和调理作用。

所以，当孩子不小心感冒时，父母可以适当为其按摩此穴，具体的按摩方法如下：

1. 先让孩子正坐，头微微向前俯，父母举起双手，掌心向后。

2. 父母将食指和中指并拢，其他手指弯曲，越过孩子肩伸向背部，将中指的指腹放置在大椎下第二个凹陷的中心，此时父母食指指尖所在的位置就是风门穴。

3. 父母用中指的指腹按揉穴位，每次左右两侧穴位各按揉2~3分钟，或者两侧穴位同时按揉。

但是，如果孩子的感冒十分严重，父母除了该给孩子按摩风门穴外，还应该及时带孩子就医，以免贻误病情。

咳喘

扶突对孩子止咳平喘有奇效

扶突，"扶"是扶持、帮助的意思；"突"的意思是"冲"。这个穴位的意思是大肠经的经气在外部热气的帮助下上行天部。因为此穴的物质是天鼎穴蒸发上行的水湿之气，水湿之气滞重，行到这里时无力上行于天，于是在心的外散之热的扶持下得以上行，所以名为"扶突穴"。扶突穴别名"水穴"、"水泉穴"，这是由于从此穴上行的水湿之气是头、面部的水湿之源。

该穴属于手阳明大肠经穴，位于在颈外侧部，结喉旁，当胸锁乳突肌的前、后缘之间。

中医认为，此穴位为天部层次提供水湿，能够为儿童清润肺气、平喘宁嗽、理气化痰，治疗原理为寒则补之，湿热则泻之。父母经常为孩子按摩此穴位，能够治疗咳嗽、气喘、咽喉肿痛、吞咽困难、暴瘖、瘿气、瘰疬等。

所以，作为父母，你应该经常帮孩子按摩此穴位，这样就能帮助孩子理气化痰，保持健康的身体状态。按摩的方法很简单，具体如下：

1.先让孩子正坐，父母一手拇指弯曲，其余四指并拢，手心

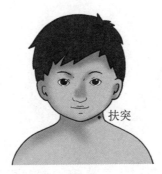

扶突

向内，小指位于孩子喉结旁。

2. 父母以食指的指腹，垂直向下按揉其所在之处，直到孩子的穴位处有微胀感。

3. 父母将中指和食指并拢，以指腹按揉孩子左右两侧穴位，每天早晚各一次，每次 2~3 分钟即可。

孩子咳嗽、咽痛，快找俞府

俞府，"俞"，输；"府"，体内脏腑。该穴名意指肾经气血由此回归体内。本穴是肾经体内经脉与体表经脉在人体上部的交会点，或中穴传来的湿热水气在本穴散热冷凝归降地部后由本穴的地部孔隙注入肾经的体内经脉，气血的流注方向是体内脏腑，所以叫俞府。俞中者，其意与俞府同，中指内部。所以名"俞府"，也称"俞中穴"。这里需要注意的是，肾经气血物质运行变化是体内气血由外出体表；自外出体表后，经水气化上行；自大钟穴后，寒湿水气吸热上行；自大赫穴开始，受冲脉外传之热而水

141

湿之气散热上行；自幽门穴开始，受胸部外传之热而上行；在灵虚穴，肾经气血达到了温度的最高点；从灵虚到俞府的经脉气血是降温吸湿而下行。

俞府属足肾经经脉的穴道，位于人体的上胸部位，人体正面中一左右三指宽处，锁骨正下方。

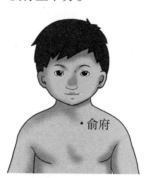

俞府

中医认为，长期按压俞府穴，对于肺充血、支气管炎、肋间神经痛、胸膜炎、咳嗽、胸中痛、久喘、呕吐、不嗜食、呼吸困难等病症，具有很好的调理和保健作用；如果配合按摩天突穴、肺俞穴、鱼际穴，还可治疗咳嗽、咽喉疼痛等。

所以，当发现孩子咳嗽不止时，父母一定要试着帮孩子按摩此穴，具体的按摩方法如下：

1. 先让孩子正坐或仰卧。

2. 父母举起双手，用大拇指的指尖垂直揉按胸前两侧、锁骨下穴位，直到孩子感觉到酸痛为止。

为了更好地帮助孩子止咳，父母最好坚持一段时间，例如每天早晚各帮孩子按摩三四分钟，相信孩子很快就不会再咳嗽了。

足窍阴可帮孩子止痛、定咳、顺气

足窍阴，"足"，指穴位在足部；"窍"，空窍的意思；"阴"，指穴内物质为阴性水液。该穴名意指胆经经水由此穴回流体内的空窍之处。它是胆经体内与体表经脉的交会点，由于胆经体表经脉的气血物质为地部经水，位于高位，因此循本穴的地部孔隙回流体内，所以名"足窍阴"。因为本穴有地部孔隙连通体内，所以是胆经井穴。此穴位在足第四趾末节外侧，距趾甲角 0.1 寸。

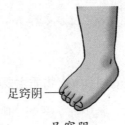

足窍阴——

足窍阴

中医认为，按摩此穴位对于偏头痛、目眩、目赤肿痛、耳聋、耳鸣、喉痹、胸胁痛、足跗肿痛、多梦、热病等具有很好的疗效。除此之外，中医认为，当按摩此穴位时，配合按摩太冲穴、太溪穴、内关穴、太阳穴、风池穴、百会穴，还可治疗神经性头痛、肋间神经痛、胸膜炎、急性传染性结膜炎、神经性耳聋等。

不知道你有没有注意到，你的孩子常常在生气过后，或者很累的时候，会觉得下肋部位疼痛，严重的会不断咳嗽，甚至有气都接上不来的感觉。此时的孩子，手足烦热，却又出不了汗，并且头痛心烦。在这种情况下，身为父母的你该怎么办呢？任由孩子这样难受下去吗？当然不行，你应该帮孩子按摩足窍阴穴，这样有助于帮他止痛、定咳、顺气。具体的按摩方法如下：

1.先让孩子正坐、垂足，抬起左脚放在座椅上，父母伸出手，轻轻握住患儿脚的脚趾，四指在下，大拇指弯曲，用指甲垂直轻轻掐按穴位。

2.父母用大拇指的指腹按揉穴位，直到孩子感觉有酸胀感为止。

3.先左后右，两侧穴位每次各按揉 2~3 分钟即可。

按摩丰隆，孩子咳痰不用愁

丰隆，为轰隆之假借词。本穴物质主要为条口穴、上巨虚穴、下巨虚穴传来的水湿云气，至本穴后，水湿云气化雨而降，且降雨量大，如雷雨之轰隆有声，所以叫做丰隆。

丰隆也叫足阳明络穴，本穴位处胃经下部，气血物质为汇聚而成的天之下部水湿云气，为云化雨降之处，气压低下，胃经及脾经天部水湿浊气汇合于此，所降之雨又分走胃经及脾经各部，有联络脾胃二经各部气血物质的作用，所以叫做足阳明络穴。

该穴属足胃经经脉的穴道，位于足外踝上 6 寸（大约在外膝眼与外踝尖的连线中点）处。

中医认为，丰隆穴是中医针灸中最好的化痰穴，父母长期给孩子按压此处穴位，不仅可以化痰湿、宁神志，主治痰多、咳嗽等疾患，还能够治疗头痛、眩晕、下肢神经痉挛、便秘、尿闭等病症。

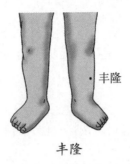

丰隆

所以，当孩子经常胸闷有痰，整天都在咳嗽，而且经常感到喉咙里有浊痰时，你不妨适当为孩子按摩丰隆穴，这样有助于帮孩子止咳祛痰。具体的按摩方法如下：

1.先让孩子正坐、屈膝、垂足，父母按取孩子外膝眼到外踝尖连线中点。

2.父母用食指、中指、无名指的指腹按压（中指用力）孩子的丰隆穴，直到孩子感觉酸痛为止。

3.坚持每天早晚各为孩子按摩一次，每次按摩2~3分钟即可。

鼻炎

迎香让孩子远离鼻炎烦恼

迎香，迎，迎受的意思；香，脾胃五谷之气的意思。此处穴位接受来自胃经的气血，大肠经和胃经都属于阳明经，其气血物质所处的天部层次都相近，迎香与胃经相邻，所以又为低位，于是，胃经的浊气就会下传到此处穴位，所以叫做迎香穴。

迎香穴别名"冲阳穴"，属于手阳明大肠经脉的穴道，具体位于鼻翼外缘中点旁、当鼻唇沟中间。

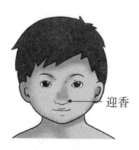

迎香

中医认为，经常按压迎香穴，能够治疗孩子易患的各种鼻症，如鼻腔闭塞、嗅觉减退、鼻疮、鼻内有息肉、鼻炎、鼻塞、鼻出血等。如果再配合按摩印堂穴和合谷穴，可以治疗急慢性鼻炎等病症。

所以，如果你的孩子患有鼻炎的话，你可以适当为其按摩迎香穴。具体的按摩方法如下：

1. 先让孩子正坐或仰卧，父母用双手食指的指腹垂直按摩迎香穴，直到孩子感觉酸麻为止。

2. 父母也可单手中指与食指弯曲，直接垂直按摩此穴位。

3. 每天早晚各为孩子按摩一次，每次按压 2~3 分钟即可。

通天令孩子鼻内畅通无阻

通天，"通"，通达；"天"，天部。该穴名意指膀胱经气血由此上行天部。本穴气血来自承光穴的水湿之气，至本穴后此水湿之气所处为天之下部，与头部的阳气不在同一层次，经由本穴吸热后才上行至与头部阳气相同的天部层次，所以叫通天。通天的别名有很多，如"天臼"、"天伯"、"天目"、"天白"、"天日"、"天归"、"天旧"。

该穴位位于人体的头部，当前发际正中直上 3 寸，旁开 1.1 寸。

通天

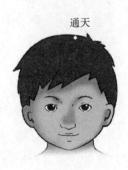

147

中医认为，按摩通天穴，不仅可以清热除湿、通窍止痛，而且对头痛、眩晕、鼻塞、鼻衄、鼻渊具有明显的治疗作用。如果配合按摩迎香穴、上星穴，还有清热通利鼻窍，治疗流鼻涕、鼻疮的作用。

所以，当孩子鼻塞不通气时，父母可以适当为其按摩此穴，具体的按摩方法如下：

1. 父母应该五指并拢，将小指放在孩子前发际正中处，找出拇指的指尖所在的位置，并以此为基点。

2. 父母把手的中指和食指并拢，中指的指腹放在基点处，此时食指指尖所在的地方就是通天穴。

3. 用同样的方法找出孩子另外一侧的穴位，并以适当的力度按摩此穴位，每次 2~3 分钟即可。

曲差可治孩子鼻疾

曲差，经穴名，出自《针灸甲乙经》。"曲"，隐秘的意思；"差"，派遣的意思。该穴名意指膀胱经气血由此穴位输送到头上的各个部位。此穴位中的物质是眉冲穴传来的水湿之气，到达这里后，进一步吸热胀散，并输送至头上各部位。但是，因为它的气血水湿成分少，呈若有若无之状，所以名"曲差"；曲差别名"鼻冲"，"鼻"，肺之所主，言穴内物质为气。"冲"，冲行。

此穴属足太阳膀胱经，位于人体头部，当前发际正中直上 0.35 寸，旁开 1.1 寸，即神庭穴与头维穴连线的内 1/3 与中 1/3 的交点处。

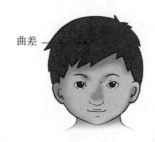

曲差 —

曲差

中医认为，曲差穴对鼻塞、头痛、目视不明具有良好的治疗作用。不过，这个穴位主要对治疗鼻疾有一定的特殊疗效，例如鼻塞、流鼻涕、鼻炎等。如果孩子感到自己的鼻子不舒服，或者孩子在不小心感冒之后，感到鼻塞不通，或者不断地流鼻涕，此时，你只需要给孩子按揉曲差穴，就能够让病情得到减轻，感到舒适不少。

具体的按摩方法如下：

1.父母先将将一只手的手掌心朝孩子面部，中间三指并拢，其他两指弯曲，将无名指的指腹入孩子前发际，放在发际的正中处，此时食指指尖所在之处就是曲差穴。

2.父母用食指的指腹，以适当的力度按压穴位，再以同样的方法按压另一侧穴位，左右分别按压两穴位，也可以两处穴位同时按压，每次每穴位按压二三分钟即可。

咽炎

扁桃腺发炎找阳溪

阳溪，阳，热、有热气的意思，指此处穴位的气血物质为阳热之气；溪是路径的意思。大肠经的经气在此处吸收热气后，蒸腾上升行到天部。阳溪穴在手腕上侧的横纹前，两筋的凹陷中，形似小溪，其穴又属于阳经，所以叫做"阳溪"。

该穴位又叫做中魁穴，指此处穴位的气血物质为阳热之气。"中魁"的意思就是指此处穴位向大肠本经输送阳热之气。因为从合谷传来的水湿云气在这里吸热后上升于天部，表现出火的特征，所以在五行中，该穴属火。

该穴位属于手大肠经脉上的穴道，手掌侧放，翘起拇指，在手腕背侧，腕横纹两筋间凹陷中。

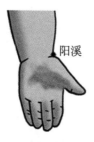

阳溪

中医认为,阳溪穴有疏通气血,通经清淤的功能。按摩此穴位,对于头痛、耳鸣、耳聋、扁桃腺炎、牙齿痛、结膜炎、寒热疟疾等病症,有很好的治疗效果。

所以,如果你的孩子扁桃腺发炎的话,你可以适当为其按摩阳溪穴。具体的按摩方法如下:

1. 先让孩子将手掌侧放,拇指伸直向上翘起,在腕背的桡侧,手腕横纹上侧有一凹陷处,即为本穴。

2. 父母用一手轻握孩子手背,大拇指弯曲,用指甲垂直掐按穴位,直到孩子感觉到酸胀为止。

3. 父母分别按摩孩子左右手上的阳溪穴,每次各按摩 2~3 分钟即可。

第六章

孩子见着饭没兴趣怎么办
——消化系统疾病，小儿推拿疗效好

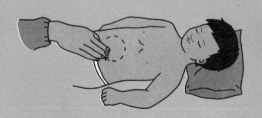

日常生活中，我们经常可以看到家长们为了让孩子多吃一口饭，总是追着孩子喂饭，其实如果孩子不想吃饭，食欲不佳，我们就要去探求原因，一味去追着喂饭是解决不了根本问题的。小儿推拿可以有效地缓解孩子消化系统的问题，让孩子吃饭更香，身体更棒。

腹痛

神阙让孩子告别肠炎腹痛

　　神阙，神，尊、上、长，指父母或先天；阙，牌坊。该穴名意指先天或前人留下的标记。神阙穴是人体任脉上的重要穴位之一，是人体的长寿大穴，位于人体的腹中部，肚脐中央。神阙与人体的生命活动密切相关。

　　母体中的胎儿是靠胎盘呼吸的，属于先天真息状态；婴儿脱体后，脐带被切断，先天呼吸终止，后天肺呼吸开始，而脐带、胎盘紧连在脐中，没有神阙穴，生命就不复存在。

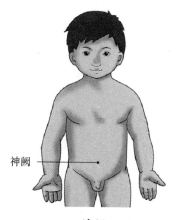

神阙

神阙

中医认为，经常按摩神阙穴，可以使人体真气充盈、精神饱满、体力充肺、腰肌强壮、面色红润、耳聪目明、轻身延年，并对腹痛肠鸣、水肿膨胀、泻痢脱肛、中风脱症等有独特的疗效。如果配合按摩石门穴、关元穴，有温补肾阳、温阳利水、通经行气的作用，可以治疗大腹水肿、小便不利，久泄不止，肠鸣腹痛等疾病。

所以，当你的孩子患上肠炎腹痛时，你可以适当为其按摩神阙，具体的按摩方法如下：

1.先让孩子正坐或仰卧，父母双手轻搓患儿直到微热，用左手手掌的掌心对准肚脐，覆盖在肚脐上，右手手掌的掌心向下，覆盖在左手的掌背。

2.父母双手的手掌同时用力按摩孩子的神阙穴，直到孩子感觉酸痛为止。

3.父母可于每天早晚各为孩子按摩一次该穴位，每次按摩2~3分钟即可。

尺泽是孩子腹痛发热的首选穴

尺泽，经穴名，出自《灵枢·本输》。尺，长度的单位；泽，指水之聚处。在"考骨度法"中，有从腕至肘定为一尺者，穴当肘窝深处，为肺经合穴，属水，扬上善指出水井泉，流注行已，便于入海，所以叫做"尺泽"。

该穴又叫做鬼受、鬼堂，属手太阴肺经，位于手臂肘部肘横纹中，肱二头肌腱桡侧凹陷处。

中医认为，按摩此穴对无名腹痛、小儿咳嗽、气喘、肺炎发热、支气管炎、咽喉肿痛有一定疗效。

所以，如果你的孩子有腹痛发热现象时，不妨为其适当按摩尺泽穴，这样有助于缓解期症状。

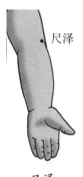

尺泽

具体的按摩方法如下：

1. 先让孩子伸臂向前，仰掌，掌心朝上，微微弯曲约35°。

2 父母用一只手，手掌由下而上轻托患儿肘部。

3. 父母弯曲大拇指，以指腹按压，直到孩子感觉酸痛为止。

4. 父母用左右两只手交替为孩子按摩此穴，每次按摩二三分钟即可。

156

腹泻

公孙是婴幼儿脾胃的保健师

公孙，就是指公之辈与孙之辈，这里是说此处穴位内的气血物质与脾土之间的关系。在五行中，脾经物质属土，其父为火，其公为木，其子为金，其孙为水。此穴内物质来自两个方面，一是太白穴传来的天部之气；二是地部孔隙传来的冲脉高温经水。脾经与冲脉的气血在此穴相会后化成了天部的水湿风气。因为此穴位于人的足部，在地球重力下，冲脉流至公孙穴的物质为下行的水液，流行的通道是冲脉的体内经脉，所以，冲脉气血出公孙穴后就会快速气化。

此穴位位于人体足内侧缘，当第一跖骨基底部的前下方。

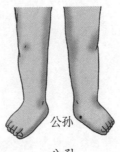

公孙

公孙

中医认为，按揉此穴，能有效调理脾胃、冲脉，可以治疗胃痛、腹痛、呕吐、腹泻、痢疾等疾病，而且对婴幼儿因食物引起的便秘、腹泻、肚胀等症状具有良好的疗效。此外，如果长期按摩此穴位，可以对胸闷、腹胀产生不错的保健和调理效果。

所以，当初为父母的你遇到新生儿胎毒未尽，或者在换乳的时候，脾胃没法适应新的食物，有大绿便或者腹泻、便秘等现象时，除了将孩子尽快送医院检查，还可以同时为孩子按摩公孙穴，能够使其症状得到一定程度的缓解。具体的按摩方法如下：

1. 先让孩子正坐，将脚抬起放在另一腿上。

2. 父母用手轻握孩子的脚背，大拇指弯曲，指尖垂直揉按穴位，直到孩子感觉到酸麻为止。

3. 每天早晚各为孩子按摩一次，每次按摩二三分钟即可。

阴交让孩子腹泻终止

阴交，阴，阴水之类；交，交会的意思；"阴交"的意思是指任脉冲脉的上行水气在此交会。本穴物质中有气海穴传来的热胀之气，有冲脉夹肾经而行的水湿之气外散传至本穴，二气交会后，形成了本穴的天部湿冷水气，所以叫做"阴交"，也叫做"少关穴"、"横户穴"、"少目穴"、"丹田穴"、"小关穴"。

该穴属任脉穴，位于人体的下腹部，前正中线上，当脐中下0.7寸处。

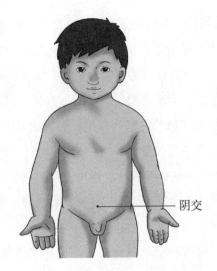

阴交

阴交

中医认为，按摩这个穴位，不仅可以调经固带、利水消肿，还可以治疗腹痛、绕脐冷痛、腹满水肿、泄泻、疝气、阴痒、小便不利、小儿囟陷、腰膝拘挛等疾病。此外，长期按摩此穴位，对鼻出血、肠炎、肠鸣等，有良好的治疗效果。

所以，当你的孩子遇到腹泻不止的情况时，你可以轻轻为其按摩阴交穴，这样可以帮其减轻腹泻的症状，并使其迅速恢复健康。具体的按摩方法如下：

1. 先让孩子仰卧，父母把左手四指并拢，手掌心朝内，手指尖朝下，四指放在孩子的小腹上，大拇指放在孩子神阙穴下方的部位，也就是阴交穴。

2. 父母把双手的大拇指叠加，轻轻按摩孩子的阴交穴，直到孩子感觉酸胀为止。

3. 每天早晚各为孩子按摩一次，每次按摩 2~3 分钟即可。

厌食

上脘，增加孩子胃动力

上脘，经穴名，出自《针灸甲乙经》。上，上部；脘，空腔。该穴名意指胸腹上部的地部经水在此聚集。本穴物质为胸腹上部下行而至的地部经水，聚集本穴后再循任脉下行，经水由此进入任脉的巨空腔，所以叫做上脘。

该穴位别名胃脘，属任脉，是任脉、足阳明、手太阳之交会，位于人体上腹部，前正中线上，当脐中上 3.5 寸。

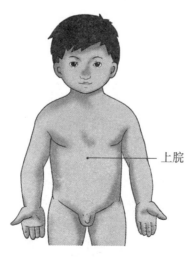

上脘

上脘

中医认为，按摩上脘穴，不仅有和胃降逆、化痰宁神的作用，而且对反胃、呕吐、食不化、胃痛、纳呆、腹胀、腹痛、胃炎、胃扩张、肠炎等具有很好的治疗效果。

所以，如果你希望增强孩子的胃动力，就可以适当为其按摩此穴位。具体的按摩方法如下：

1. 先让孩子仰卧，父母双手伸向患儿胸前，手掌放松，大约成瓢状，手掌心向下，中指的指尖所在的部位也就是上脘穴。

2. 父母双手的中指同时用力按揉该穴位，直到孩子感觉刺痛为止。

3. 每天早晚各位孩子按摩一次，每次按摩 2~3 分钟即可。

帮孩子健脾疏肝就找期门

期门，经穴名，出自《伤寒杂病论》，属足厥阴肝经，是肝之募穴。"期"，期望、约会之意；"门"，出入的门户。该穴名意指天之中部的水湿之气由此输入肝经。本穴为肝经的最上一穴，由于下部的章门穴无物外传而使本穴处于气血物质的空虚状态。但是，本穴又因其处于人体前正中线及侧正中线的中间位置，既不阴又不阳、既不高亦不低，因而既无热气在此冷降也无经水在此停住，所以，本穴作为肝经募穴，尽管其穴内气血空虚，但却募集不到气血物质，唯有期望等待，所以叫期门。

该穴是足太阴、厥阴、阴维之会。在胸部，当乳头直下，第六肋间隙，前正中线旁开 4 寸。

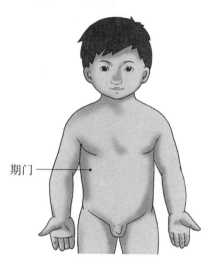

期门

期门

中医认为，此穴位主要能健脾疏肝，理气活血。按摩此穴位有疏肝、利气、化积通淤的作用，能治疗肋间神经痛、肝炎、肝肿大、胆囊炎、胸胁胀满等疾患；长期按摩此穴位，对腹胀、呕吐等症状，具有很好的缓解、改善作用；配大敦穴治疝气；配肝俞穴、公孙穴、中脘穴、太冲穴治肝胆疾患、胆囊炎、胆结石及肝气郁结之胁痛、食少、乳少、胃痛、呕吐、呃逆、食不化、泄泻等；配内关穴、足三里穴，有和胃降逆的作用，能治疗呃逆；配阳陵泉穴、中封穴，有舒肝利胆的作用，能治疗黄疸。

如果孩子需要健脾疏肝理气，父母可以适当选取此穴位，用按摩的方式帮孩子缓解。具体的按摩方法如下：

1.先让孩子正坐或仰卧，双手下垂，父母举双手，手掌心向下，指尖相对，放在孩子双乳下、肋骨上。

2. 父母用大拇指和食指直下掌根处像一条鱼的部位，进行按摩，直到孩子有胀痛的感觉为止。

3. 分别在左右两个期门穴上，按摩 2~3 分钟即可。

呕吐

内关帮你安抚孩子的胃

内关，"内"，内部；"关"，关卡。该穴名意指心包经的体表经水由此穴位注入体内。本穴物质是间使穴传来的地部经水，流至本穴后，由本穴的地部孔隙从地之表部注入心包经的体内经脉，心包经体内经脉经水的气化之气无法从本穴的地部孔隙外出体表，如同被关卡阻挡住了一样，所以名"内关"，也称阴维穴。

内关属手厥阴心包经经脉的穴道，在人体的前臂掌侧，从近手腕的横皱纹的中央，往上大约三指宽的中央部位。

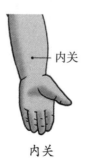

内关

《针灸甲乙经》中说："心澹澹而善惊恐，心悲，内关主之。"《千金方》中说："凡心实者，则心中暴痛，虚则心烦，惕然不能动，失智，内关主之。"内关穴也是心包经上的重要穴位之一。中医认为，此穴对于由于饮食不洁、呕吐不止或者想吐又吐不出来等各种原因导致的身体不适，具有良好的疗效。所以，在中医古籍中，还有"吐，可不吐；不吐，可吐"的记载。

经常按摩内关穴，可以有效预防和治疗婴儿呃逆现象的发生。除此之外，这个穴位对于因晕车、手臂疼痛、头痛、眼睛充血、恶心想吐、胸肋痛、上腹痛、腹泻、胃痛、中风、哮喘、偏瘫、偏头痛具有明显的改善和调理作用。

因此，但孩子的胃不舒服时，父母应该适当为其按摩此穴，具体的按摩方法如下：

1.先让孩子正坐、手平伸、掌心向上。

2.接着让孩子轻轻握拳，手腕后隐约可见两条筋。

2.父母用一只手轻轻握住孩子手腕后，大拇指弯曲，用指尖或指甲尖垂直掐按孩子的内关穴，直到孩子感觉酸胀为止。

便秘

长强帮孩子消除便秘烦恼

长强，长，长久的意思；强，强盛的意思；"长强"是指胞宫中的高温高压水湿之气由此穴位外输体表。本穴为督脉之穴，其气血物质来自胞宫，温压较高，向外输出时既强劲又饱满，并且源源不断，所以名"长强"。

此穴属督脉穴，位于尾骨下，当尾骨端与肛门连线的中点处。

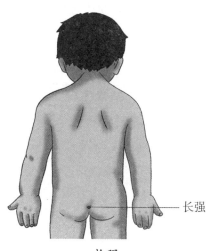

长强

中医认为，按摩长强穴，能够促进直肠的收缩，使大便畅通，还能治疗便秘，并且能迅速止腹泻。如果长期坚持按摩此穴位，可以通任督、调肠腑，对肠炎、腹泻，痔疮、便血、脱肛等疾患，都有很好的治疗效果。除此之外，按摩长强，还对精神分裂，癫痫、腰神经痛等病症，有不错的调理和改善作用。

生活中，别看孩子小，其实长时间坐在教室里学习的孩子大多缺乏运动，这使得他们很容易患上便秘的毛病。怎么办呢？任由便秘折磨孩子吗？当然不是，此时父母可以根据中医穴位治疗原理，适当帮助孩子按摩长强穴。按摩方法如下：

1. 先让孩子俯卧，父母将手放在孩子臀后尾骨端与肛门连线的中点处，接着用中指用力揉按穴位，此时便秘的孩子会感到酸胀，同时还会觉得酸胀感向体内和四周扩散。

2. 为了彻底帮孩子解决便秘的烦恼，父母最好长期帮孩子按摩此穴位，每天早晚各一次，每次二三分钟即可。

孩子便秘呕吐找天枢帮忙

天枢，天星名，即天枢星，为北斗星的北斗一，其左连线为北斗二天璇星，右连线为北斗四天权星。该穴之名意指本穴气血的运行有两条路径，一是穴内气血外出大肠经所在的天部层次，二是穴内气血循胃经运行。

本穴气血物质来自两个方面，一是太乙穴、滑肉门穴二穴传来的风之余气，二是由气冲穴与外陵穴间各穴传来的水湿之气，胃经上、下两部经脉的气血相交本穴后，因其气血饱满，除胃经外无其他出路，因此上走与胃经处于相近层次的大肠经，也就是向更高的天部输送，所以叫做天枢。

　　天枢别名有很多，如长溪、谷门、长谷、循际、谷明、补元、循元等。天枢属足胃经经脉的穴道，位于中腹部，肚脐左右两侧三指宽处。

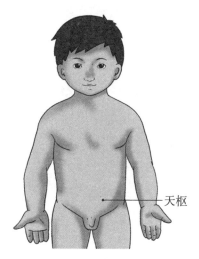

天枢

　　中医认为，天枢穴正好在大肠通过的地方，父母经常给孩子按摩，不仅可以能够治疗便秘、腹泻、肠鸣等症，还对腹痛、虚损劳弱、伤寒等病有很好的抑制作用。此外，长期按压此处穴位，对中暑呕吐有很好的调理和保健作用。

　　所以，当你的孩子便秘时，你可以适当为其按摩天枢穴。具体的按摩方法如下：

　　1.先让孩子仰卧或正坐，父母手掌心向下，用食指、中指、无名指的指腹垂直下按并向外揉压，施力点在中指的指腹。

2. 每天早晚各为孩子按摩一次，每次按摩 2~3 分钟即可。

阴陵泉让孩子排便更畅通

阴陵泉，"阴"，水；"陵"，土丘；"泉"，水泉穴。阴陵泉穴名意指脾经地部流行的经水及脾土物质混合物在本穴聚合堆积。本穴物质为地机穴流来的泥水混合物，因本穴位处肉之陷处，泥水混合物在本穴沉积，水液溢出，脾土物质沉积为地之下部翻扣的土丘之状，所以叫做阴陵泉穴。

该穴属足太阴脾经经脉的穴道，在人体的小腿内侧，膝下胫骨内侧凹陷处，与阳陵泉相对。

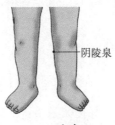

阴陵泉

中医认为，这个穴位不仅可以清脾理热、宣泄水液、化湿通阳，对通利小便，治疗脐下水肿具有特效，还可以使腹胀、腹绞痛、肠炎痢疾、膝痛等得到缓解。如果长期坚持按摩此穴位，对尿失禁、尿路感染、膝关节及周围软组织疾患等，都有很好的调理和保健效果。

所以，当你的孩子遇到小便不通，或者有尿却又尿不出来、小腹鼓胀的情况时，你可以适当为其按摩阴陵泉穴，会起到很好的治疗效果。具体的按摩方法如下：

1. 先让孩子正坐，将一只脚抬起，放在另外一只脚的膝腿上。

2. 父母一只手轻轻握住膝下，大拇指弯曲，用拇指的指尖从下往上用力揉按，直到孩子感觉刺痛为止。

3. 每天早晚各为孩子按摩一次，每次按摩二三分钟即可。

支沟帮孩子摆脱便秘痛苦

支沟，"支"，指树枝的分叉；"沟"，沟渠。该穴名意指三焦经气血在这个穴位吸热扩散。本穴物质为外关穴传来的阳热之气，水湿较少，到本穴后，又进一步吸热胀散为高压之气，此气按其自身的阳热特性，循三焦经经脉渠道向上、向外而行，扩散之气像树的分叉一样，所以名"支沟"。

支沟属手少阳三焦经经脉的穴道，位于人体的前臂背侧，当阴池穴与肘尖的连线上，腕背横纹上 2.2 寸，尺骨与桡骨之间。

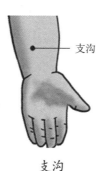

支沟

中医认为经常按摩这个穴位，可以有效治疗便秘。如果能够坚持长期按压这个穴位，对耳鸣、耳聋、肩臂痛、心绞痛、肋间神经痛等病症，也会有很好的调理和保健作用。

日常生活中，很多孩子喜欢吃大鱼大肉，并且没有很好的生活习惯，父母由于对其宠溺大多听之任之，时间长了，孩子患上了便秘。怎样才能帮助孩子摆脱便秘的痛苦呢？首先要督促孩子养成良好的生活习惯，注意饮食调理；其次，还要经常帮助孩子按摩支沟穴和大肠俞穴，这样可以刺激肠胃蠕动，孩子也就不会再便秘了。具体的按摩方法如下：

1. 先让孩子正坐，手平伸，屈肘，掌心向着自己，指尖向上，肘臂大约弯曲成 90°。

2. 父母用一只手轻握孩子的手腕下，大拇指在内侧，其余四指在手的外侧，四指弯曲，中指的指尖垂直下压，揉按此穴位，直到孩子感觉到酸痛为止。

痔疮

会阳可消除孩子的痔疮烦恼

会阳，"会"，会合、交会；"阳"，阳气。该穴名意指膀胱经经气由此会合督脉阳气。本穴物质为下髎穴传来的地部剩余经水，其量也小，至本穴后吸热气化为天部之气，此气与督脉外传的阳气会合后循膀胱经散热下行，穴内气血的变化特点是天部的阳气相会，所以叫会阳。会阳穴也叫做"利机"，"利"，便利；"机"，机关、巧妙。利机名意指本穴向臀部输送阳气。

会阳穴物质为膀胱经与督脉的阳气会合而成，阳热之气不光循膀胱经而传输，亦向穴外的臀部传输，臀部受此阳热之气后方能灵活自如，如同方便的活动机关一般，所以叫利机。

此穴位位于人体的骶部，尾骨端旁开 0.35 寸处。

中医认为，按摩这个穴位，具有散发水湿、补阳益气的作用；经常按压这个穴位，对泄泻、便血、痔疮都具有很好的疗效；配承山穴治疗痔疮；配曲池穴、血海穴，有祛风除湿、活血止痒的作用，能够治疗瘙痒症状；配百会穴、长强穴，有升阳固脱的作用，能够治疗脱肛、痔疮等症状。

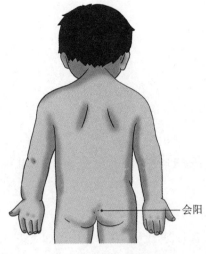

会阳

所以，当孩子患上痔疮，痛苦难忍时，父母可以适当为其按摩此穴，具体的按摩方法如下：

1. 父母双手向孩子背后，手掌心朝向背部，中指伸直，其他手指弯曲，将中指的指腹放在尾骨端两旁。

2. 父母用中指指腹按压此穴，直到孩子有酸痛感。

3. 为了更好更快地消除孩子的痔疮烦恼，父母可以同时为孩子按摩左右两侧的穴位，每次按摩 2~3 分钟即可。

孔最让孩子坐得住，不生痔

孔最，经穴名，出自《针灸甲乙经》。孔，孔隙的意思；最，多的意思。此处穴位是肺经之穴。从四季时序上讲，肺与秋对应，性燥，肺经所过之处其土（肌肉）亦燥（肺经之地为西方之地），从尺泽穴流来的地部经水大部分渗透漏入脾土之中，脾土在承运地部的经水时就像过筛一般，所以此处穴位名叫"孔最穴"。它是肺脏气血聚集的地方，所以能够开窍通淤，是调理孔窍疾病的最有用的穴位。

　　该穴位属手太阴肺经经脉上的穴道，在尺泽穴下约3.5寸处。手臂前伸手掌向上，从肘横纹（尺泽穴）直对腕横纹脉搏跳动处（太渊穴）下行3.5寸处。

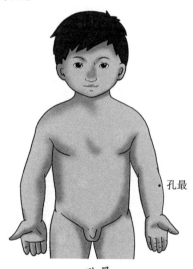

孔最

　　中医认为，按摩孔最穴不仅可以治疗小儿大肠炎及痔疮，而且对于小孩子身体热病、头痛、吐血、肺结核、手指关节炎、小儿咳嗽、嘶哑失声、咽喉痛等病症都有很好的调理保健作用。

　　所以，如果你的孩子患上了痔疮，你就可以适当为其按摩孔最穴，这样可以为其调降肺气，清热止血，调理痔疮。具体的按摩方法如下：

1. 先让孩子患儿手臂向前，仰掌向上，以另一只手握住手臂中段处。

2. 父母用拇指指甲垂直下压揉按，孩子就会有强烈的酸痛感。

3. 因为孩子左右两手各有一个孔最穴，所以父母应该先左后右，每次各为孩子按摩 2~3 分钟。

第七章

突然起了一身疹子，好吓人

——小儿其他常见疾病的推拿

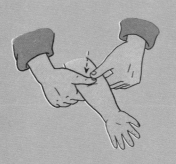

有时候，孩子总有一些意外情况让家长们措手不及，如孩子发烧的时候突然起了疹子，或是孩子发烧的时候突然抽搐，这种时候该怎么办呢？孩子头痛、牙痛、睡觉时容易惊醒又该怎么办呢？本章为家长们介绍的小儿常见疾病的推拿疗法可以有效解决您的这些烦恼。

全身疼痛

祛除孩子疼痛靠青灵

青灵，"青"，是指肝脏的颜色，此处穴内气血的运行为风的横行；"灵"，灵巧的意思。该穴名意指此穴内的气血运行为风木的横向运行方式。因为此穴内的物质是极泉穴下传血液的气化之气，在本穴的运行过程中，因散热而缩合成水湿云气，并以云气的方式向下传输，表现出了风木的灵巧特征，所以叫做"青灵"。"青灵穴"也称"青灵泉"，意思与青灵穴是一样的，指天部运行的云气中富含水湿。

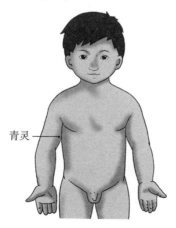

青灵

青灵

该穴属于手少阴心经穴，位于人体手臂内侧，当极泉穴与少海穴的连线上，肘横纹上 2.2 寸处，肱二头肌的内侧沟中。

中医认为，此穴位具有理气止痛、宽胸宁心的作用，经常拍打、按揉此处穴位，能够有效治疗头痛、肋痛、肩臂疼痛、肩胛及前臂肌肉痉挛等疾患。

身为父母，当你孩子告诉你他感到头痛、肋痛时，你该怎么办呢？直接将孩子送医院吗？此时，需要分情况，如果孩子只是偶尔疼痛，可以适当为其按摩青灵穴。具体的按摩方法如下：

1. 先让孩子正坐，抬起右臂与肩平，肘弯曲，小臂向上，父母五指并拢，将小指放在患儿手臂内侧肘横纹处，用拇指按压。

2. 除拇指以外，父母的其余四指放于臂下，轻托手臂，用拇指的指腹轻轻揉按该穴位。

3. 每天早晚左右穴位各按揉一次，每次按揉二三分钟即可。

4. 如果孩子的疼痛丝毫没有好转就要考虑将孩子送去医院就医，不可贻误孩子的病情。

少府可治疗孩子心胸痛

少府，"少"，阴；"府"，府宅。该穴名意指本心经气血在此聚集。本穴物质为少冲穴传来的高温水湿之气，至本穴后为聚集之状，如云集府宅，所以叫做少府。少府穴也称兑骨穴。"兑"在八卦中指"口"，"骨"的意思是"水"，"兑骨"的意思是说此穴内的气血物质中富含水湿。

该穴位属于手心经经脉的穴道，位于第四、第五掌骨之间，屈指握拳时，小指尖处。

179

中医认为，此处穴位具有宁神志、调心气的功能，主要治疗各种各样的心脏疾患，如风湿性心脏病、心悸、心律不齐、心绞痛、胸痛等。长期按压此处穴位，对前臂神经麻痛、掌中热、小指挛痛等病症，具有很好的调理和保健作用，如果再配合按摩内关穴，还可以治疗心悸。

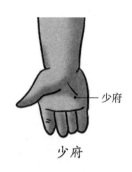

少府

所以，当孩子患上心胸痛的毛病时，父母可以适当为其按摩少府穴，从而缓解甚至消除其症状。具体的按摩方法如下：

1. 首先让孩子正坐着，将双手伸出，手掌向上，并屈肘向上约45°。

2. 父母以小指、无名指屈向掌中，小指与无名指尖之中间与感情线交会处就是少府穴，此时父母用四指轻握孩子的手背，大拇指弯曲，用指尖轻轻按压穴位三四分钟，直到孩子有酸胀的感觉为止。

3. 为了进一步加深效果，父母可以长期，分早晚两次为孩子按摩此穴位，相信一定可以有效治疗孩子的心胸痛。

颧髎让孩子面部远离疼痛

颧髎，经穴名，出自《针灸甲乙经》。在《千金要方》中为"权髎"。"颧"，颧骨的意思，指穴位所在的部位；"髎"，孔隙的意思。

该穴名意指小肠经气血在此冷降归地，并由本穴的地部孔隙内走小肠经体内经脉。本穴物质为天容穴传来的水湿云气，至本穴后水湿云气冷降于地，并由本穴的地部孔隙内走小肠经体内经脉，所以叫做"颧髎"。颧髎别名"兑骨"，兑骨的意思是指此穴的气血物质为天部的凉湿水气。

该穴位属手太阳小肠经，位于人体面部，颧骨尖处的下缘凹处，大约与鼻翼下缘平齐，即当目外眦直下，颧骨下缘凹陷处。

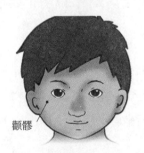

颧髎

中医认为，此穴位对于治疗上颌牙痛，具有非常明显的效果，长期按压这个穴位，对于三叉神经痛、颜面神经麻痹，以及痉挛（口眼歪斜）、眼睑跳动等疾病，具有非常好的调理和保健功能。此外，如果配合按摩地仓穴、颊车穴、合谷穴，还可以治疗口歪和齿痛。

所以，在日常生活中，当你的孩子眼皮和下眼袋偶尔出现不由自主的跳动，或者受了风寒后，引起颜面神经麻痹、痉挛、疼痛，以及三叉神经疼痛，痛不可忍，甚至最轻微的触摸似乎都无法忍受时，身为父母的你适当为其按摩颧髎穴，就能够使情况得到改善。具体的按摩方法如下：

1. 首先让孩子正坐，目视前方，口唇稍微张开。

2. 父母轻举双手，指尖朝上，掌心朝向孩子面颊。

3. 父母用大拇指的指尖垂直按压穴道，按压的时候，力道稍微由下往上轻轻揉按，直到孩子觉得酸胀为止。

4. 左右两侧，每次各按揉二三分钟，或两侧穴位同时按揉。

孩子膝关节痛找犊鼻

犊鼻，"犊"的意思是指小牛、脾土；"鼻"的意思是指牵牛而行的上扣之处。此穴名意指此处穴位的地部脾土微粒被流过的胃经经水带走。因为此处穴位的物质是从梁丘穴传来的地部经水，从梁丘穴的高位直接流落到本穴的低位，经水的运行方式就如同瀑布垂直跌落一样，而本穴的地部脾土微粒又被经水承运而行，就如同牛被牵引着顺从行走一样。犊鼻穴也称外膝眼穴，"外膝眼"就是指此处穴位为膝外凹陷处，看上去如同小牛的鼻孔，这也是这个名称的由来。

犊鼻属足胃经经脉的穴道，位于膝部，髌骨和髌韧带外侧的凹陷中。

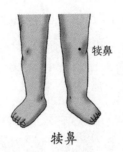

犊鼻

犊鼻

中医认为，该处穴位具有通经活络、疏风散寒、理气消肿止痛的作用，长期按摩此处穴位，能够治疗膝关节痛、下肢麻痹、脚气水肿、膝脚无力，不能久站等病症。

所以，当你的孩子出现膝关节疼痛的现象时，身为父母的你就可以适当为其按摩犊鼻穴。具体的按摩方法如下：

1. 患儿正坐或仰卧、膝盖关节弯曲成90°。

2. 父母双手掌心向里，轻轻放在膝盖上，用食指的指腹用力伸入孩子的犊鼻穴，垂直揉按，直到孩子感觉酸胀为止。

3. 每天早晚各为孩子按摩一次，每次按摩 2~3 分钟即可。

孩子腰痛背痛求委中

委中，穴位名，"委中"的意思是指膀胱经的湿热水气在这里聚集。此穴物质是膀胱经膝下部各穴上行的水湿之气，吸热后的上行之气，在穴中呈聚集之状，因此称"委中"。委中也叫"腘中"、"郄中"、"血郄"。在五行中，此穴属土。因为此穴位物质为天部的湿热水气，在本穴为聚集之状，有土的不动之义，所以属土。

委中穴位于人体的腘横纹中点，当股二头肌腱与半腱肌肌腱的中间；委中穴在腘窝正中，有腘筋膜，在腓肠肌内外头之间。

该穴为人体足太阳膀胱经上的重要穴道之一，该穴按摩疗法能治疗骨折伤痕等后遗症、增强性活力的指压法等。

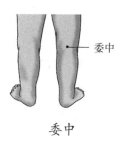

委中

中医认为，按摩这个穴位，不仅可以通络止痛、利尿祛燥，而且对腰背、腿部的各种疾病，如腰腿无力、腰痛、腰连背痛、腰痛不能转侧等，都有良好的疗效。此外，长期按摩这个穴位，能够有效治疗四肢发热、热病汗不出、小便难，以及中暑、急性胃肠炎、坐骨神经痛、小腿疲劳、颈部疼痛、下肢瘫痪，臀部疼痛、膝关节疼痛、腓肠肌痉挛等病症。

所以，如果孩子腰痛背痛父母就可以为其按摩此穴，具体的按摩方法如下：

1. 先让孩子俯卧，父母将双手轻握孩子大腿两侧、大拇指在上，其余四指在下。

2. 父母将大拇指放在孩子膝盖里侧，即腿弯的中央部位，用大拇指按压所在之处，直到孩子产生酸痛感为止。

3. 父母用自己的大拇指指腹，向内用力按揉，每次左右两侧穴位各按摩 2~3 分钟，为提高效率，也可以两侧同时按摩。

失眠

强间让孩子睡好心情好

强间，经穴名，出自《针灸甲乙经》。强，强盛的意思；间，二者之中的意思；"强间"的意思是指督脉气血在此吸热后，化为强劲的上行阳气。本穴物质为脑户穴传来的水湿风气，到达本穴后，因受颅脑的外散之热，水湿之气吸热化为天部强劲的阳气，并循督脉上行，所以叫做"强间"。强间别名大羽穴，"大羽"的意思是指本穴上传的阳气中夹带有一定的水湿。该穴位属督脉，位于头部，当后发际正中直上 3 寸，即脑户穴上 1.1 寸处。

中医认为，坚持长期按压这个穴位，不仅可以治疗头痛、目眩、颈项强痛、癫狂痫症、烦心、失眠等疾患，而且对于治疗脑膜炎、神经性头痛、血管性头痛、癔症等，有显著效果。

现实生活中，小孩子失眠也是常有的事。面对这种情况，父母应该根据穴位治疗原理，帮助孩子按摩强间穴，按摩方法如下：

1. 先让孩子背坐或者俯卧，父母双手伸过患儿颈项，放在后脑处，手掌心向着头部，扶住后脑勺，四指的指尖并拢并向着头顶，此时，中指的指尖所在的部位就是强间穴。

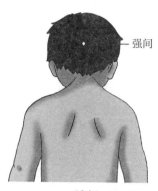

——强间

强间

2. 父母用中指和食指的指腹帮孩子按揉此穴位，直到孩子感觉酸胀为止。

3. 为了达到效果，父母每次给孩子按摩此穴的时间应该掌握在三分钟左右。

常按厉兑改善孩子睡眠

厉兑，"厉"的意思是危、病；"兑"的意思是"口"。在中医里面，把胃称为水谷之海，我们的身体接受食物必须要使用口。而此处穴位主要治疗口噤不能食、口歪，以及胃肠等方面的疾病，所以叫做"厉兑"。厉兑穴有三个，分别叫厉兑穴、第二厉兑穴、第三厉兑穴。

厉兑穴属于胃经经脉的穴道，位于食指外侧，指甲生长处的边角向中指靠近2毫米的地方；第二厉兑穴在第二足趾甲根、边缘中央下方的2毫米处；第三厉兑穴在脚（右脚）的第三根趾头

186

的第一关节和第二关节之间。

中医认为，长期给孩子按摩厉兑穴，能够改善睡眠多梦、睡不安稳等症状。

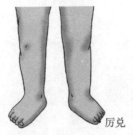

厉兑

所以，如果你希望你的孩子睡得更好的话，可以适当为其按摩厉兑穴。具体的按摩方法如下：

1.先让孩子正坐屈膝，把一只脚抬起放在另一条腿上。

2.父母将四指放在孩子的脚底，托着脚，拇指放在脚背，大拇指弯曲，用指甲垂直按摩孩子的厉兑穴，直到孩子感觉刺痛为止。

3.坚持每天早晚各为孩子按摩一次，每次按摩二三分钟即可。

大包，让孩子睡觉更安稳

大包，经穴名，出自《灵枢·经脉》。该穴位又叫做"脾之大络"，意思就是联络其他经脉的重要穴道。它总统阴阳各经脉穴位，使得经气能够灌溉于五脏、四肢。它无所不包，无所不容，所以名为"大包穴"。

　　该穴属足脾经经脉的穴道，位于人体的腋窝下、腋中线直下4.5 寸的地方，相当于自己的中指尖到手腕横纹的长度。它是脾经中的主要穴位之一。

　　中医认为，这个穴位有利于改善全身疲乏，四肢无力的症状，经常按压这个穴位，对于肺炎、气喘、胸膜炎、胸胁疼痛、膀胱麻痹、消化不良等疾患，都具有很好的改善、调理和保健作用。

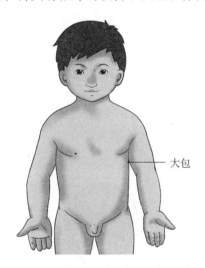

大包

　　所以，如果你的孩子晚上睡觉总是睡不安稳，总是在似睡非睡之间，而白天的时候却全身疲软，四肢乏力，提不起任何精神，那么，你可以尝试着帮其按摩大包穴，这能使其症状得到缓解和改善。具体的按摩方法如下：

　　1. 让孩子正坐或者仰卧，双手互相抱于胸前，父母把双手的中指轻轻放置在孩子对侧腋窝中线下 6 寸处，大约一个手掌长度的地方。

2. 父母用中指的指尖揉按，直到孩子感到胀痛为止。

3. 每天早晚各为孩子按揉一次，每次按揉二三分钟即可。

孩子忧郁烦躁失眠点百会

百会，百，数量词，多的意思；会，交会。"百会"指手足三阳经及督脉的阳气在此交会。本穴在人的头顶，在人的最高处，因此，人体各经上传阳气都交会于此，所以名"百会"。百会穴也叫做"顶中央穴"、"三阳五会穴"、"天满穴"、"天蒲穴"、"三阳穴"、"五会穴"、"巅上穴"。

该穴属于督脉穴，位于人体头部，在头顶正中线与两耳尖端连线的交点处。

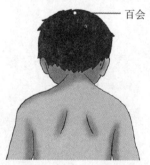

百会

中医认为，按摩百会穴，不反可以开窍宁神，治疗失眠、神经衰弱，而且可以平肝息风，治疗头痛、眩晕、休克、高血压、中风失语、脑贫血、鼻孔闭塞等疾病。

现实生活中，如果你的孩子长期感到忧郁不安、情绪不佳，

还时常头昏、脑胀、胸闷、失眠，身为父母的你就应该根据穴位
治疗的原理帮助孩子按摩百会穴。按摩方法如下：

1. 先让孩子背对自己坐着，父母举起双手，张开虎口，大拇
指的指尖碰触患儿耳尖，手掌心向头，四指朝上。

2. 父母双手的中指在孩子头顶正中相碰触。

3. 父母将左手的中指按压在穴位上，右手的中指按在左手中
指的指甲上，双手的中指交叠，同时向下用力揉按穴位，直到孩
子感觉酸胀为止。

4. 为了加强效果，父母每次给孩子按摩此穴位时时间都应保
持着 2~3 分钟左右。

头痛

脑户让孩子的头痛立刻减轻

脑户，脑，大脑；户，出入的门户。该穴名意指督脉气血在此变为天之下部的水湿云气。本穴物质为风府穴传来的水湿风气膀胱经外散而至的寒湿水气，至本穴后，二气相合而变为天之下部的水湿云气，此气能随人体所受风寒而冷降归地并入于脑，所以叫做脑户。脑户穴也叫做"会额穴"、"会颅穴"、"合颅穴"、"迎风穴"、"仰风穴"、"匝风穴"。

该穴位属督脉足太阳之会，位于人体头部，风府穴上 1.1 寸，枕外隆凸的上缘凹陷处。

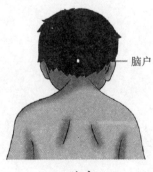

脑户

脑户

中医认为，按摩这个穴位，不仅可以治疗头晕、项强、失音、癫痫，而且对头重、头痛、面赤、目黄、眩晕、面痛、音哑、项强、癫狂痫症、舌本出血、瘿瘤等疾病有不错的治疗效果。

现实生活中，高负荷的学习、沉重的心理负担、身体方面的不适等都会令孩子感觉头痛，此时，父母应该适当为孩子按摩脑户穴，可以适当减轻其头痛症状。按摩方法如下：

1. 先让孩子背坐，父母两手放在患儿后脑处，手掌心向头，扶住后脑勺，四指的指尖向头顶，大拇指的指腹所在的部位就是脑户穴。

2. 接着，父母的大拇指指尖相互叠加向下，用指腹或指尖按揉穴位，直到孩子感觉酸痛为止。

3. 分别用两手为孩子轮流按摩此穴位，先左后右，每次按摩三四分钟即可。

头痛不可怕，头维赶走它

头维，"头"，穴所在部位，亦指穴内物质所调节的人体部位为头；"维"，维持、维系之意。该穴名意指本穴的气血物质有维持头部正常秩序的作用。

头部为诸阳之会，它要靠各条经脉不断地输送阳气及营养物质才能维持它的正常运行。胃经属多气多血之经，在输送头部的阳气当中占有一定比例，对头部各项功能的正常运转起着重要作用，而胃经气血传之于头又是靠本穴传输，所以叫做头维穴。头维穴为足阳明胃经在头角部的腧穴，是足阳明胃经与足少阳胆经、阳维脉之交会穴。

该穴位于头侧部的发际中，在发际点向上一指宽处，嘴动时该处肌肉也会动（当额角发际上0.35寸，头正中线旁开3.3寸处）。

中医认为，父母经常给孩子按摩头维穴，可以治疗寒热头痛、目痛多泪、呕吐流汗、眼睑瞤动不止、迎风泪出、目视不明等症。此外，长期帮孩子按摩此穴位，还可以治疗偏头痛、前额神经痛、血管性头痛、精神分裂症、面部神经麻痹、高血压病、视力减退等症。

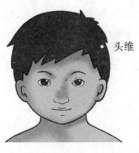

头维

所以，当孩子头痛时，你可以适当为其按摩头维穴。具体的按摩方法如下：

1. 先让孩子正坐、仰靠或仰卧，父母将食指与中指并拢，中指指腹位于孩子头侧部发际里发际点处。

2. 父母用食指指腹按压所在之处，直到孩子感觉酸胀为止。

3. 孩子在瞬间吐尽空气的同时，父母用双手拇指指腹强压，每秒钟按压1次，如此重复十至二十次即可。

孩子头痛、头晕就点丝竹空

　　丝竹空，经穴名，出自《针灸甲乙经》。"丝竹"，古指弦乐器，八音之一，此指气血的运行有如声音飘然而至；"空"，空虚。该穴名意指穴外天部的寒湿水气由此汇入三焦经后冷降归地。本穴为三焦经终点之穴，由于禾髎穴传至本穴的气血极为虚少，穴内气血为空虚之状，穴外天部的寒湿水气因而汇入穴内，穴外的寒水水气如同天空中的声音飘然而至，所以叫丝竹空。

　　此穴属手少阳三焦经，位于面部，当眉梢凹陷处。

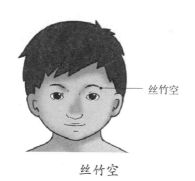

丝竹空

　　中医认为，丝竹空穴是医治眼部疾病的一个重要穴位，而且不论高血压、低血压、脑充血、脑贫血，还是受风寒等各种原因造成的头痛、头晕、目眩等，只要按压这个穴位，很快就能够止痛、止晕。平时多按一按这个穴位，具有很好的保健和调理功效。此外，按摩此穴位，对眼球充血、睫毛倒生、视物不明、眼睑跳动、面部神经麻痹、牙齿疼痛、癫痫等病症，有很好的调理和改善作用。

194

因此，如果孩子觉得头痛或头晕，父母就可以为其按摩此穴位。具体的按摩方法如下：

1. 先让孩子正坐着，双手自然下垂。

2. 父母举起双手，四指的指尖朝上，手掌心向内，大拇指的指腹向内，揉按孩子两边眉毛外端凹陷处的穴位，直到孩子有酸胀的感觉为止。

揉揉足临泣，治儿童偏头痛

足临泣，"足"，指穴在足部；"临"，居高临下之意；"泣"，泪的意思。它是人体足少阳胆经上的主要穴道之一。该穴名位于足背的外侧，第四趾和小趾跖骨的夹缝中。该穴名意指胆经的水湿风气在此化雨冷降。

本穴物质为丘墟穴传来的水湿风气，至本穴后水湿风气化雨冷降，气血的运行变化如泪滴从上滴落一般，故而得名。

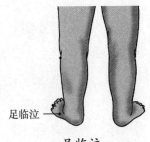

足临泣 ——

足临泣

中医认为，此穴位可治疗头痛、头眩、目涩、身痹、寒热、胸胁支满、喘气、心痛不得、腋下肿、目肿赤疼、齿痛、耳聋、咽肿、项肿连腮等疾患。此外，该穴位配丘墟穴、解溪穴、昆仑穴，具有通经活络、消肿止痛的作用，能够治疗足跗肿痛；配风池穴、太阳穴、外关穴，有祛风、活络、止痛的作用，也能够治疗偏头痛。

　　所以，如果你的孩子觉得偏头痛，可以先不着急给他吃止疼药。毕竟是药三分毒，你可以给孩子稍微按摩一下足临泣穴，看看能不能缓解其疼痛。具体的按摩方法如下：

　　1.先让孩子正对着你坐着，双腿垂下。

　　2.抬起孩子的左脚放在座椅上，轻轻地握住孩子的脚趾，四指在下，大拇指弯曲，用指甲垂直轻轻按摩足临泣穴，直到孩子感到酸胀为止。

　　需要注意的是，如果孩子依旧喊着疼痛难忍，你就得赶紧带孩子去医院，千万不要随便给孩子吃止疼药，那样容易让孩子产生依赖性，还可能贻误病情。

牙痛

孩子牙疼找合谷

合谷，经穴名，出自《灵枢·本输》。别名虎口。它是古代全身遍诊法三部九候部位之一，即中地部，以候胸中之气。因为它位于大拇指与食指之间的陷凹处，犹如两山之间的低下部分。拇指与食指的指尖相合时，在两指骨间有一处低陷如山谷的部位，所以叫做"合谷"。

虎口是指手张开之后它的形状就像大大的虎口一样。该穴位属手阳明大肠经，为原穴。

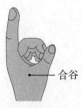

合谷

中医认为，合谷穴为全身反应的最大刺激点，可以降低血压、镇静神经、调整机能、开关节而利痹疏风，行气血而通经清淤；可以治头面的各种症状，不但对牙齿、眼、喉都有良好的功效，还能止喘、疗疮等；长期按摩此穴，对反射性头痛、耳鸣、耳聋、鼻炎、蓄脓症、扁桃腺炎、视力模糊、呼吸困难、肩胛神经痛、痰阻塞、窒息，虚脱、失眠、神经衰弱等症状也会有不错的治疗效果。

197

所以，如果你的孩子牙疼的话，你可以适当为其按摩此穴位。具体的按摩方法如下：

1. 先让孩子一只手轻握空拳，拇指和食指弯曲，两指的指尖轻触、立拳。

2. 父母的手掌轻轻握在拳头外，用大拇指的指腹垂直按压穴位，直到孩子感觉到酸痛为止。

3. 父母分别按摩孩子左右两手上的合谷穴，每次各按二三分钟即可。

牙疼、蛀牙，找解溪帮忙

解溪，"解"，散；"溪"，地面流行的经水。解溪名意指胃经的地部经水由本穴散解，流溢四方。本穴为丰隆穴传来的地部经水，至本穴后，因本穴的通行渠道狭小，地部经水满溢而流散经外，所以叫做解溪。

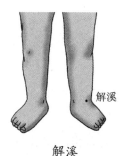

解溪

解溪穴别名草鞋带穴、鞋带穴，属于足胃经经脉的穴道，位于足背踝关节横纹的中点，两筋之间的凹陷处。

中医认为，解溪穴能引上焦（胸部，乳头以上的部位）郁热下行，所以，按摩此穴位，能够治疗牙疼、烦心、目赤等病症。此外，如果可以长期坚持按摩此穴，对头痛、眩晕、腹胀、便秘、脚腕痛、肾炎、肠炎、口痛及眼疾等病症，也有很好的治疗效果。

作为父母，不知道你有没有发现你的孩子有的时候，明明没有蛀牙，可是牙齿却非常疼。不但牙疼，而且心烦、眉棱骨痛，眼睛还布满了红丝，或者脸的颜色不知道是什么原因变得越来越泛灰黑色，并伴有水肿的现象。如果这样的话，那就赶紧按摩你孩子的解溪穴。按摩解溪穴，不但能使上述症状得到改善，还有很好的保健调理效果。具体的按摩方法如下：

1. 先让孩子正坐，腿屈膝，脚放平，父母用同侧的手掌抚摩孩子的膝盖处，大指在上、四指的指腹循胫骨直下至足腕处，在系鞋带处，两筋之间有一凹陷，即为解溪穴。

2. 父母用中指的指腹向内用力按压，直到孩子感觉酸胀为止。

3. 坚持每天早晚各为孩子按摩一次，每次按摩 2~3 分钟即可。

孩子牙龈肿痛找天冲

天冲，经穴名，出自《针灸甲乙经》，在《千金要方》作"天衢"，属足少阳胆经。"天"，天部气血；"冲"，气血运行为冲射之状。该穴名意指胆经经气吸热后胀散并由本穴冲射于天之各部。本穴物质为率谷穴传来的水湿之气，至本穴后，因受穴外传入之热，水湿之气胀散并冲射于胆经之外的天部，所以叫天冲。

关于这个穴位的具体位置，在我国古代医书中有多种说法，如《针灸甲乙经》中说这个穴位"在耳上如前三分"；《铜人腧穴针灸图经》中云："耳后入发际二寸。"《循经考穴编》中云："在耳平后三分，入发际二寸。"后经中医考证，此穴位耳根后缘直上入发际2寸，率谷穴后0.5寸。总的来说，此穴位应该在承灵穴的旁边。

中医认为，此穴位是一个交会穴，具有止痛的作用。另外，中医在经过临床实践还发现，经常按摩此穴位，能够有效治疗头痛、齿龈肿痛、癫痫、惊恐、瘿气等疾患。如果能另外配合按摩目窗穴、风池穴，还能有效治疗头痛。

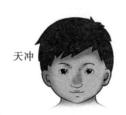

天冲

所以说，当你的孩子在头痛或者牙龈肿痛的时候，你可以尝试轻轻帮他按摩一下这个穴位，很快就能见效。具体的按摩方法如下：

1.让孩子背对着你站着，双手自然下垂，你的两只手抬起，手掌心朝外，把食指、中指和无名指并拢，平贴在耳尖后，食指位于耳尖后的发际，则无名指所在的位置就是这个穴位。

2.将四指并拢，轻轻按揉孩子的这个穴位。

3.坚持每天早晚两侧穴位各为孩子按揉一次左右，每次按揉2~3分钟，孩子很快就不会再出现牙龈肿痛了。

热病

液门是孩子清火散热的好帮手

　　液门，"液"，液体，指经水；"门"，出入的门户。该穴名意指人体三焦经经气在这个穴位散热冷降，化为地部经水。本穴物质为关冲穴传来的凉湿水气，凉湿水气到达此穴位后，快速散热冷却，冷却后的水湿归降地部，因此名"液门"。本穴物质为关冲穴传来的凉湿水气，到本穴后散热冷降为地部经水，所生之水的量很少，所以这个穴位是三焦经荥穴。此穴位属水。因为本穴物质为关冲穴传来的凉湿水气，在本穴的变化为散热冷降，表现出水的润下特征。

　　液门穴属手少阳三焦经经脉的穴道，位于人体的手背部，当第四、五指间，指蹼缘后方赤白肉际的部位。

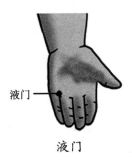

液门

中医认为，按摩液门穴具有清火散热的特殊功能，对于头痛、目眩、咽喉肿痛、眼睛赤涩、龋齿等病症，均有明显的疗效。

相对于成人来说，孩子的免疫力、环境适应能力、对病毒的抵抗能力等都要弱一些，他们很容易就会感冒发烧。看到孩子感冒发烧了，你心里一定很着急，尤其是看着孩子鼻塞、不停地流清鼻涕、咳嗽、食欲不振、甚至高烧40℃以上，还出现了咽喉红肿、扁桃体红肿等症状，更是心疼不已。其实在这个时候，你只要根据中医穴位的治疗原理，轻轻掐按孩子的液门穴，就可以使其病情迅速得到好转。具体的按摩方法如下：

1. 先让孩子正坐，伸出双手，手掌心向下；接着父母轻轻扶住孩子小指侧的掌心处，大拇指弯曲，用指尖或者指甲尖垂直掐按穴位，直到孩子有酸胀的感觉为止。

2. 为了加强效果，父母可以每天早晚各帮孩子掐按一次，先左后右，每次掐按2~3分钟即可。

按摩中冲可帮孩子治愈热病

中冲，出自《灵枢·本输》。"中"，与外相对，指穴内物质来自体内心包经；"冲"，冲射之状；该穴名意指体内心包经的高热之气从这个穴位冲出体表。本穴物质为体内心包经的高热之气，由体内外出体表时呈冲射之状，所以名"中冲"。

因为本穴物质是来自体内心包经的高热之气，并且由本穴的地部孔隙而出，所以是心包经井穴。在五行中，此穴属木。因为本穴物质为体内心包经外出体表的高热之气，此气外出体表后急速散热降温，所行为天之中下部而不能上行天之天部，表现出木的生发特性。

该穴属手厥阴心包经，位于手中指末节尖端中央 1 寸处。

中医认为，中冲穴是一个很有用的穴位。孩子如果换了小儿惊风，在这种情况下，父母可以给孩子经常按摩中指甲角左下方的中冲穴。因为这个穴位对热病、烦闷、汗不出、掌中热、身如火痛、烦满舌强具有明显的疗效。长期坚持按压这个穴位，不仅能够有效治疗中风、舌强肿痛等病症，对身体及肝肾功能也具有很好的调理作用。

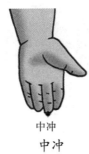

中冲

中冲

如果孩子患上热病，为了帮孩子降低体温，父母可以适当为孩子按摩此穴，具体的按摩方法如下：

1. 先让孩子正坐，手平伸，掌心向上，微曲 45°。

2. 父母用手轻握孩子的手，四指轻扶着指背，大拇指弯曲，用指甲尖垂直掐按中指端的正中穴位，直到孩子有刺痛的感觉为止。

3. 为了加强效果，父母可以每天早晚帮孩子各掐按一次，先左后右，每次 2~3 分钟即可。

承光清热止痛，孩子更快乐

承光，"承"，受的意思；"光"，亮、阳、热的意思。该穴名意指膀胱经气血在这个穴位进一步受热胀散。此处穴位物质是从五处穴传来的凉湿水气，到达本穴后，进一步受热胀散，犹如受之以热一样，所以名"承光"。

该穴位位于人体头部，当前发际正中直上 2 寸，旁开 1.1 寸处。

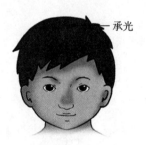

承光

中医认为，按摩承光穴，不仅可以清热明目、祛风通窍，而且对头痛、目眩、鼻塞、热病具有特殊的疗效，能够使疾患的症状得到改善。此外，只要长期坚持按压这个穴位，就能够对面部神经麻痹、角膜白斑、鼻息肉、鼻炎、内耳眩晕症等疾病有治疗作用。

为了帮助孩子清热止痛，父母可以适当为孩子按摩此穴位，具体的按摩方法如下：

1. 父母将手的四指并拢，拇指抬起，将小指放在孩子前发际正中处，找出食指的指腹的位置，并以此为基点。

2.父母把手中指与食指并拢，中指的指腹放在基点处，此时食指指尖所在的位置就是承光穴；接着用同样的方法找出另外一侧的穴位。

3.父母用食指的指腹按压穴位，两侧穴位分别按揉2~3分钟即可。

惊厥惊风

五处，轻松治愈小儿惊风

五处，经穴名，出自《针灸甲乙经》。"五"，指东、南、西、北、中五个方位；"处"，处所的意思；该穴名意指此处穴位的气血来自头上的各部位。此处穴位的气血本来应该由曲差穴提供，但是因为曲差穴的气血受热后散于膀胱经之外，所以基本上没有物质再传入本穴，于是，此穴的气血就由头上各部位的气血汇入，因此名"五处穴"。

"五处穴"也被称为"巨处"。"巨"，巨大的意思；"处"，处所的意思；"巨处"就是指此处穴位的气血来自穴外的广阔天部。五处在《医学入门》中为"巨处"，属足太阳膀胱经。

此穴位位于人体的头部，当前发际正中直上 0.7 寸，旁开 1.1 寸处。

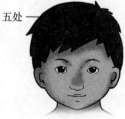

五处

五处

中医认为，这处穴位的功效与眉冲穴、曲差穴差不多，按摩此穴位，不仅可以宁神止痛、活血通络，还能够有效治疗头痛、目眩、癫痫等疾病。如果遇到小儿惊风时，按摩这个穴位，能迅速缓解小儿惊风的症状，使孩子及时得到救治，而且配合按摩合谷穴、太冲穴，可治疗头痛、目眩。

所以，当孩子患上癫痫惊风时，父母可以适当按摩此穴，具体的按摩方法如下：

1. 父母伸出一只手，中间三指并拢，其他两指弯曲，手掌心朝向孩子面部。

2. 父母的无名指第一关节全入孩子发际，放于发际之上正中处，此时食指指尖所在之处就是五处穴。

3. 父母用同样的方法找出另外一个穴位，并以适当的力度，用食指的指腹揉按此穴位，左右两穴位分别揉按二三分钟即可。

小儿急惊风找前顶

前顶，经穴名，出自《针灸甲乙经》。前，前部的意思；顶，顶撞。"前顶"的意思是指前面督脉的上行之气在此被顶撞而不能上行。本穴物质来自于百会穴传来的天部阳气和囟会穴传来的天部水湿之气。百会穴传来的阳气至本穴时散热冷缩，囟会穴的水湿之气上行至本穴时则吸热蒸升，二气在本穴相会后，降行的气血顶住了上行的气血，所以叫做"前顶"。

该穴属督脉，位于人体的头部，当前发际正中直上 2.6 寸，即百会穴前 1.1 寸处。

中医认为，长期按摩前顶穴，不仅可以治疗癫痫、头晕、头顶痛、鼻渊、目赤肿痛、小儿惊风等疾病，还可以治疗高血压、鼻炎、中风后引起的偏瘫等疾病。除此之外，配合按摩攒竹穴、人中穴，还有熄风镇静、清热宁神的作用，能够治疗小儿急惊风。

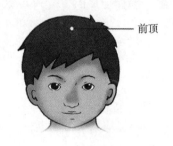

前顶

所以，当你发现自己的孩子患上小儿急惊风时，就可以适当为其按摩前顶穴。按摩方法如下：

1.先让孩子正坐，双手下垂，头微向前倾，父母双手举过患儿头，手掌心朝下，手掌放松，自然弯曲，手指尖下垂，大约成瓢状，此时，父母中指指尖触碰的部位就是前顶穴。

2.父母把左手的中指按压在穴位上，把右手的中指按压在左手中指的指甲骨纹，双手中指交叠，并同时向下用力按揉穴位，直到孩子有酸胀感为止。

3.父母两只手轮流为孩子按摩此穴位，先左后右，每次按摩 2~3 分钟即可。

小儿惊厥找神门

神门，"神"，神魂、魂魄、精神的意思；"门"，指出入之处为门。此处穴位属于心经，心藏神，因此能够治疗神志方面的疾病。治疗此处穴位，能够打开心气的郁结，使抑郁的神志得以舒畅，使心神能够有所依附，所以叫做"神门穴"。

神门穴属于手心经经脉的穴道，位于手腕关节的手掌一侧，尺侧腕屈肌腱的桡侧凹陷处。

中医认为，此处穴位具有安神、宁心、通络的功效，主要治疗心烦失眠，对神经衰弱也具有一定的疗效。因为神门穴是人体精气神的进入之处，所以它也是治疗心脏疾病的重要穴位。此外，长期按揉此穴位能够有效治疗小儿惊厥、心绞痛、多梦、失眠、惊悸、怔忡、心烦、便秘、食欲不振等疾病。

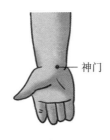

神门

一般来说，小儿高热惊厥的发生是由于感受外邪，入里化热，热极土风所致。所以，父母在平时应经常给孩子按摩神门穴，这样可以起到舒缓孩子精神的作用。具体的按摩方法如下：

1. 父母先让孩子正坐，伸手、仰掌，屈肘向上约45°。

2.父母用手的四指握住孩子的左右手腕，先左后右，大拇指弯曲,用指甲尖垂直掐按豌豆骨下、尺骨端的穴位凹陷处3~4分钟,直到孩子感到酸胀为止。

视力疲劳

攒竹可消除孩子眼部疲劳

攒竹，"攒"，聚集；"竹"，山林之竹。该穴名意指膀胱经湿冷水气由此吸热上行。本穴物质为睛明穴上传而来的水湿之气，因其性寒而为吸热上行，与睛明穴内提供的水湿之气相比，由本穴上行的水湿之气量小，如同捆扎聚集的竹竿小头一般（小头为上部、为去部，大头为下部、为来部），所以叫攒竹。

攒竹穴有很多别名，如眉本、眉头、员在、始光、夜光、明光、光明穴、员柱、矢光、眉柱、始元、小竹、眉中。"眉本"的意思是指此处穴位气血的强弱关系到眉发的荣枯。"始光"的意思是说膀胱经气血在此处由寒湿之状变为阳热之状。

该穴位于面部，当眉头陷中，眶上切迹处。

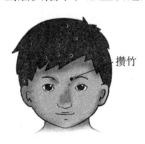

攒竹

中医认为，按摩此穴不仅对急慢性结膜炎、泪液过多、眼睑震颤、眼睛疼痛等症状都有明显的疗效，而且可以缓解视力不清、眼睛红肿等症状。此外，长期按摩此穴位，对风热、痰湿引起的脑昏头痛、眉棱骨痛等具有明显的调理和改善作用。

所以，当孩子感到眼睛疲劳时，父母可以适当为其按摩此穴位，具体的按摩方法如下：

1. 先让孩子仰卧，父母双手的手指交叉，指尖向前，两个大拇指的指腹相对，由下往上向眉棱骨轻轻按压，直到孩子感觉酸胀为止。

2. 为了更快地达到效果，父母也可同时为孩子按揉左右两个攒竹穴，相信很快就能帮孩子消除疲劳，使孩子的眼睛更加明亮。

目窗可缓解孩子眼睛疲劳

目窗，经穴名，出自《针灸甲乙经》，别名至营，属足少阳胆经。"目"，肝之所主，此指穴内物质为肝木之性的风气；"窗"，气体交换的通道。该穴名意指胆经气血在此吸热后化为阳热风气。本穴物质为头临泣穴传至的弱小水湿之气，至本穴后，因受穴外所传之热，弱小的水湿之气吸热胀散并化为阳热风气传于穴外，所以叫目窗。

此穴位是足少阳、阳维之会，在头部当前发际上 1.5 寸，头正中线旁开 2.25 寸。《针灸大成》中说它在"临泣后一寸半"。

中医认为，此穴位可以治疗目眩、目赤肿痛、远视、近视、上齿龋肿，小儿惊痫等。后经现代医学证明，经常按摩此穴位可以缓解眼睛疲劳、酸涩，使得眼睛变得炯炯有神。如果再配合按摩关冲穴、风池穴、陷谷穴，还能治疗孩子头疼和面目水肿。

目窗

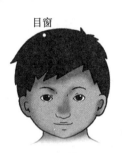

目窗

所以，如果你的孩子患有近视，或者因为学习辛苦常常感到眼睛疲劳，你不妨帮他适当按摩此穴位，对其视力的保健极有好处。具体的按摩方法如下：

1. 先让孩子坐好，稍微低下头，你的手掌朝内，小指平贴在孩子的发际处，中指所在的部位就是这个穴位。

2. 用食指和中指轻轻按揉孩子左右两侧穴位。

3. 坚持每天早晚各帮孩子按摩一次，相信一定可以对孩子的眼睛起到保健的作用。

遗尿

三阴交是孩子遗尿的克星

三阴交，"三阴"，足三阴经；"交"，交会。三阴交穴名意指足部的三条阴经中气血物质在本穴交会。本穴物质有脾经提供的湿热之气，有肝经提供的水湿风气，有肾经提供的寒冷之气，三条阴经气血交会于此，所以三阴交穴。

此穴为十总穴之一，属足太阴脾经经脉的穴道，在人体小腿内侧，足内踝上缘三指宽，踝尖正上方胫骨边缘凹陷中。

中医认为，按压此穴不仅可以使腹胀、消化不良、食欲不振、肠绞痛、腹泻、失眠、神经衰弱、全身无力、下肢麻痹、神经痛、脚气病等得到缓解，还能有效排除淤血，产生新血。此外，经常按摩此穴，还能有效去除头皮屑。

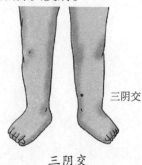

三阴交

三阴交

现实生活中，小孩子"尿床"不是稀罕事，但如果你的孩子过了 3 岁还是常常尿床，就要注意了，适当的时候可以为其按摩三阴交穴改善这种情况。具体的按摩方法如下：

1. 先让孩子正坐，抬起一只脚，放在另一条腿上。

2. 父母的一只手的大拇指除外，其余四指轻轻握住内踝尖，大拇指弯曲，用指尖垂直按压胫骨后缘，直到孩子有强烈的酸痛感为止。

3. 每天早晚各为孩子按摩一次，每次按摩 2~3 分钟即可。

命门让孩子不再尿床

命门，命，人的根本；门，出入的门户。命门名意指脊骨中的高温高压阴性水液由此外输督脉。本穴因其位处腰背的正中部位，内连脊骨，在人体重力场中为位置低下之处，脊骨内的高温高压阴性水液由此外输体表督脉，本穴外输的阴性水液有维系督脉气血流行不息的作用，为人体的生命之本，所以叫做命门。

命门属督脉穴，位于人体腰部，当后正中线上，第二腰椎棘突下凹陷处，用指压时有强烈的压痛感。

中医认为，按摩命门穴对于肾气不足、精力衰退的人来说，有固本培元的作用，对治疗腰痛、腰扭伤、坐骨神经痛也有着显著的效果。经常按摩此穴可以治疗阳痿、遗精、月经不调、头痛、耳鸣，四肢冷等疾患。除此之外，按摩命门穴还可以治疗小儿遗尿。

215

所以，如果你的孩子也有尿床现象的话，不妨适当为其按摩命门穴。

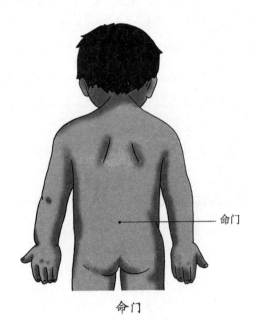

命门

按摩方法如下：

1. 先让孩子背坐或俯卧，双手下垂。

2. 父母用手中指的指腹按住穴位。

3. 父母双手中指同时用力揉按孩子的命门穴，直到孩子感觉酸胀为止。

4. 父母左右手中指轮流为孩子按摩此穴位，先左后右，每次按摩 3~4 分钟即可。

附录 小儿推拿常用全身穴位图

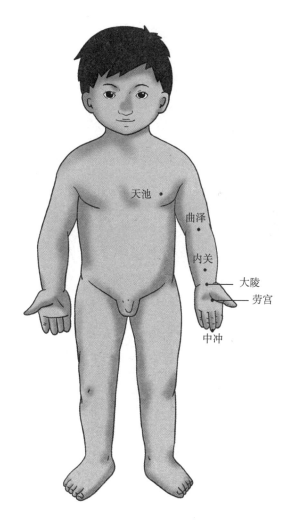

手厥阴心包经

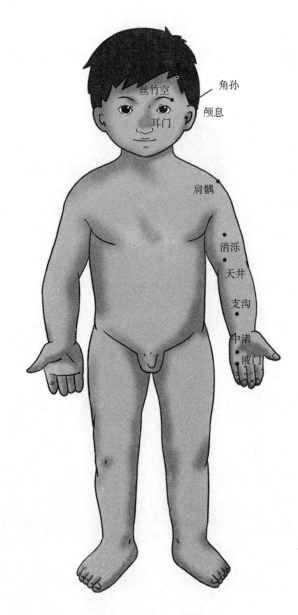

丝竹空

角孙

颅息

耳门

肩髎

消泺

天井

支沟

中渚

液门

手少阳三焦经

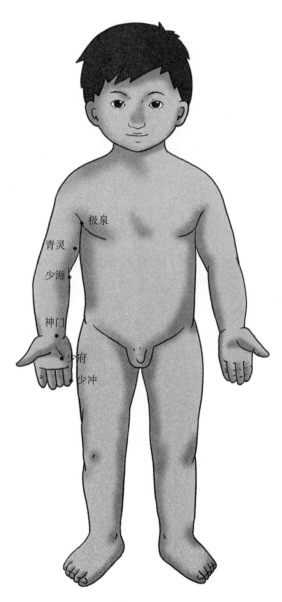

极泉

青灵

少海

神门

少府

少冲

手少阴心经

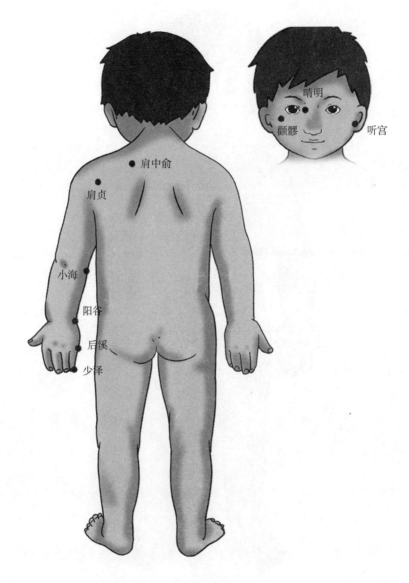

睛明

颧髎　　听宫

肩中俞

肩贞

小海

阳谷

后溪

少泽

手太阳小肠经

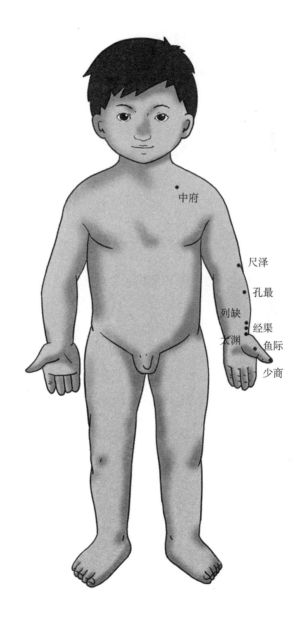

中府

尺泽

孔最

列缺

经渠

太渊

鱼际

少商

手太阴肺经

从零开始学小儿推拿

222

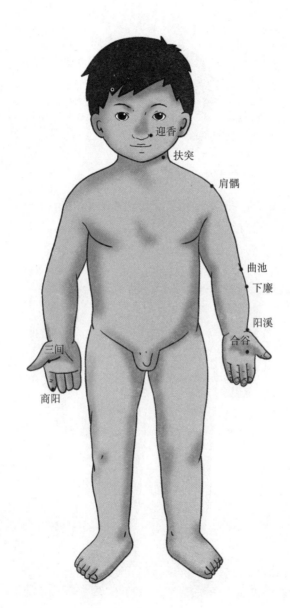

手阳明大肠经

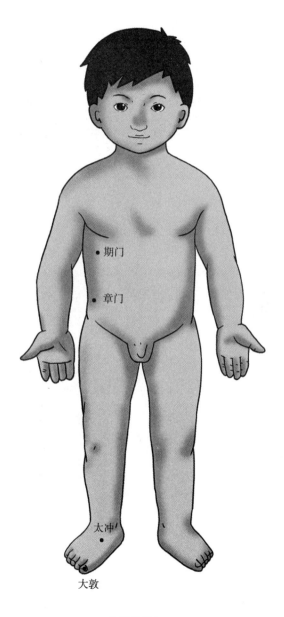

足厥阴肝经

224

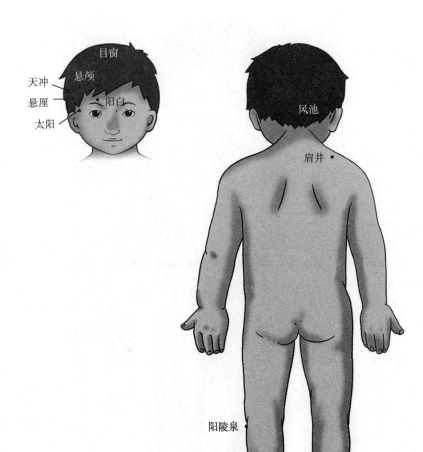

足少阳胆经

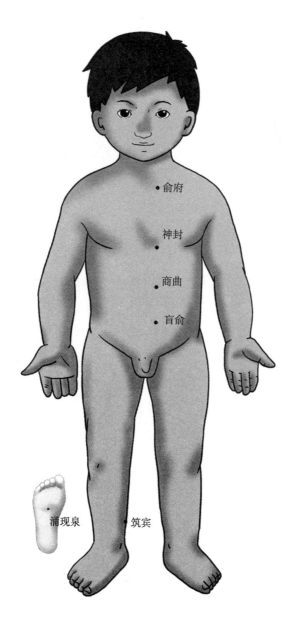

足少阴肾经

226

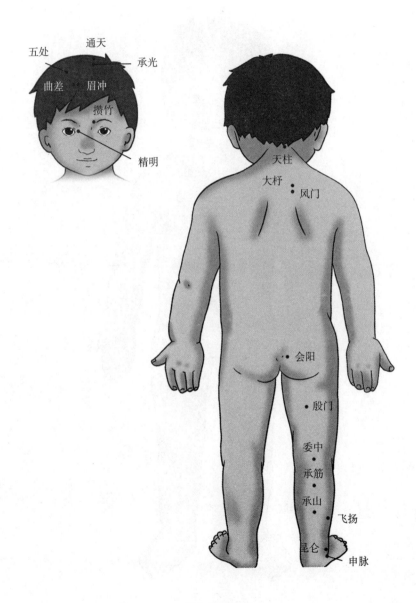

足太阳膀胱经

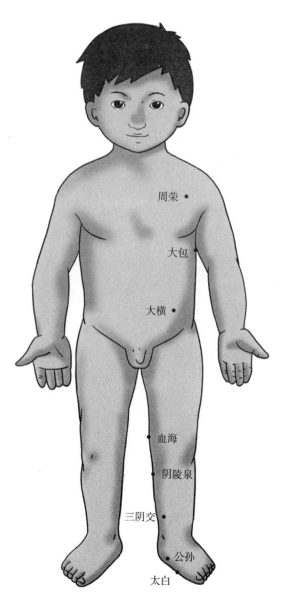

足太阴脾经

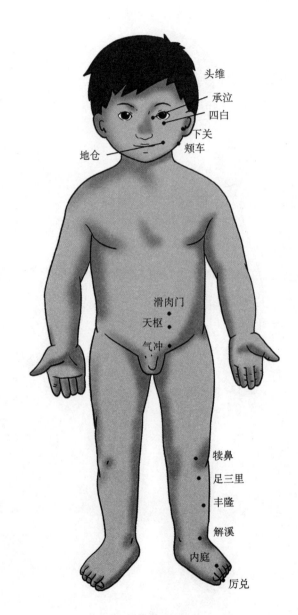

足阳明胃经

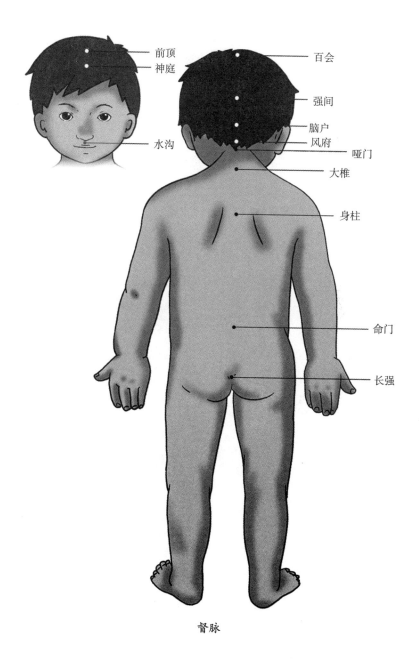

督脉

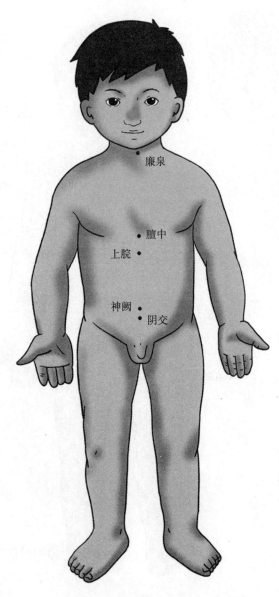

任脉